中医手抄经典丛书

手抄经典

给自己的第一本中医书

张　岳　赵　娜　王路川　编著

全国百佳图书出版单位
中国中医药出版社
·北　京·

图书在版编目（CIP）数据

手抄经典：给自己的第一本中医书 / 张岳，赵娜，王路川编著 .—北京：中国中医药出版社，2021.6

（中医手抄经典丛书）

ISBN 978－7－5132－6884－4

Ⅰ . ①手…　Ⅱ . ①张…　②赵…　③王…　Ⅲ . ①中医学—基本知识　Ⅳ . ① R22

中国版本图书馆 CIP 数据核字（2021）第 053604 号

中国中医药出版社出版

北京经济技术开发区科创十三街 31 号院二区 8 号楼

邮政编码　100176

传真　010-64405721

山东临沂新华印刷物流集团有限责任公司印刷

各地新华书店经销

开本 710×1000　1/16　印张 8.5　字数 101 千字

2021 年 6 月第 1 版　2021 年 6 月第 1 次印刷

书号　ISBN 978－7－5132－6884－4

定价　68.00 元

网址　www.cptcm.com

社长热线　010–64405720

购书热线　010–89535836

维权打假　010–64405753

微信服务号　zgzyycbs

微商城网址　https://kdt.im/LIdUGr

官方微博　http://e.weibo.com/cptcm

天猫旗舰店网址　https://zgzyycbs.tmall.com

如有印装质量问题请与本社出版部联系（010-64405510）

让孩子从小学习优秀传统文化，

愿中医药代代传承永葆芳华。

王国辰

2021.3

中华中医药学会副会长兼秘书长王国辰题词

奇语小读者

国学中医，大道至简。

传统文化，薪火相传。

我们有信心把中医经典传承下去，做新时代传统文化的接班人！

——王路川

写在前面

同学们，今天我们阅读的这些中医经典，是我国古代医学典籍中的精华，凝结着中华民族几千年健康养生理念和博大智慧，是中国传统文化的瑰宝。

人类文明史就是一部与疾病抗争的历史。据记载，自西汉以来，中国历经了三百多次瘟疫大流行，而威胁人类健康的外感、内伤疾病和杂病更是不计其数。在与疾病的斗争中，中国历代医家不断实践，孜孜探索，形成了独到的中医药理论和方法。中医学以整体观念为指导，注重人与自然的客观联系；以阴阳学说、五行学说等为基础，诠释万物生生不息、运动变化的自然规律；以脏腑经络、气血津液等为主体，探讨生命的物质基础；以辨证论治为诊疗原则，体现因人施治的人文观念。可以说，中医学不仅是一门自然科学，更是医学与人文、社会、哲学、历史等多元交融的知识体系。

在与新型冠状病毒肺炎疫情的抗争中，中医药在疫病预防、治疗、康复等方面发挥了不可替代的作用，为控制疫情在我国及全球的蔓延贡献了中医智慧。“推古验今，所以不惑。先揆后度，所以应卒。”时至今日，中医学依然好使、管用，简便效廉。即使在医疗技术发达的今天，它也是人类与疾病斗争的重要武器，推动了人类繁衍昌盛的文明进程。

2021 年，国务院办公厅印发《关于加快中医药特色发展的若干政策措施》指出了明确方向：实施中医药文化传播行动，持续开展中小学中医药文化教育，打造中医药文化传播平台及优质产品，使中医药成为群众促进健康的文化自觉。作为新时代的青少年，我们应该了解中医，认识自己，识别健康与疾病；了解中医，不因轻疾而自乱阵脚；了解中医，学习调畅心灵的健康之道；了解中医，开拓思路，透过事物表象客观辨析；了解中医，让身心俱健开启精彩人生！为此，我们勤求古训，诵读经典。黄帝内经、伤寒论、金匮要略、温病学，“四大经典”是学习中医的入门课。那些兼容并蓄、历久弥新的中医经典名句，蕴含了先贤对生命和自然规律的深入思考，不仅中医药专业人员要读，青少年朋友也要读。我们熟读它、书写它、了解它、领悟它，便可使传统文化植根于我们的内心，内化于我们的思想，指引我们的行动，启迪我们的未来。这，便是编写本书的初衷！

为便于与小读者分享中医经典中大道至简的智慧，本书特别邀请了王路川小朋友共同创作。他从学生的视角聚焦选文内容，参与了医话编写、试读和注音等工作，使本书的呈现更为通俗而有趣。

本书的出版，经历了不平凡的酝酿过程，在中华中医药学会、北京中医药大学、中国中医药出版社诸多专家老师的指导下，编写团队参阅了大量书籍，数易其纲，无问昼夜，倾力笔耕，力图奉献一部既原汁原味又简明易懂的青少年中医药知识读物，但囿于水平，难尽其善，还望广大读者提出宝贵意见，以便再版时修订提高，使本书日臻完善。

张 岳

2021 年 1 月于北京

导言

本书精选了从西周到清代，上下3000余年，广泛流传、影响深远的中医经典名言64句，涉及古籍名著27部。

本书从文化、历史、理论、风俗等角度，将中医药知识整合为**“先贤智慧”“认识生命”“诊疗措施”“医养结合”**4个专题，涉及22个中医学核心概念。为帮助小读者们领悟中医学深奥的道理，每章开篇都奉献了一段医话美谈，以故事的形式深入浅出地讲述生活中的中医药知识；而后，通过对古医籍名句的诵读和抄写，帮助同学们**领悟经典、感受文化、获取新知**。本书对经典名句的著述医家、朝代和医籍出处等逐一进行了标注（部分佚名著作除外），并对原文知识点进行了通俗化解读，使古老的中医经典名句贴近大众、深入人心。

抄诵此书，书写一部属于自己的中医药“宝典”。在体味经典古韵的同时，**认识健康与疾病、了解人文与历史、练一手功夫好字**；在感受中华民族千年智慧的同时，**培养国学素养、提振文化自信**，助力博大精深的中医药文化在吾辈的传承与发展中，行稳致远。

目录

第一篇 先贤智慧

无疾天年 3
医道传承 7
整体观念 11
天人合一 15
阴阳学说 21
五行学说 27

第二篇 认识生命

藏象 33
经络 37
体质 41
病因 45
病机 49
伤寒 55
温病 61

第三篇 诊疗措施

四诊合参 69
辨证论治 75
流派争鸣 81
汤液本草 87
特色针灸 93

第四篇 医养结合

调摄 99
养生 103
治未病 107
药食同源 111

附录

医典拾珍 117

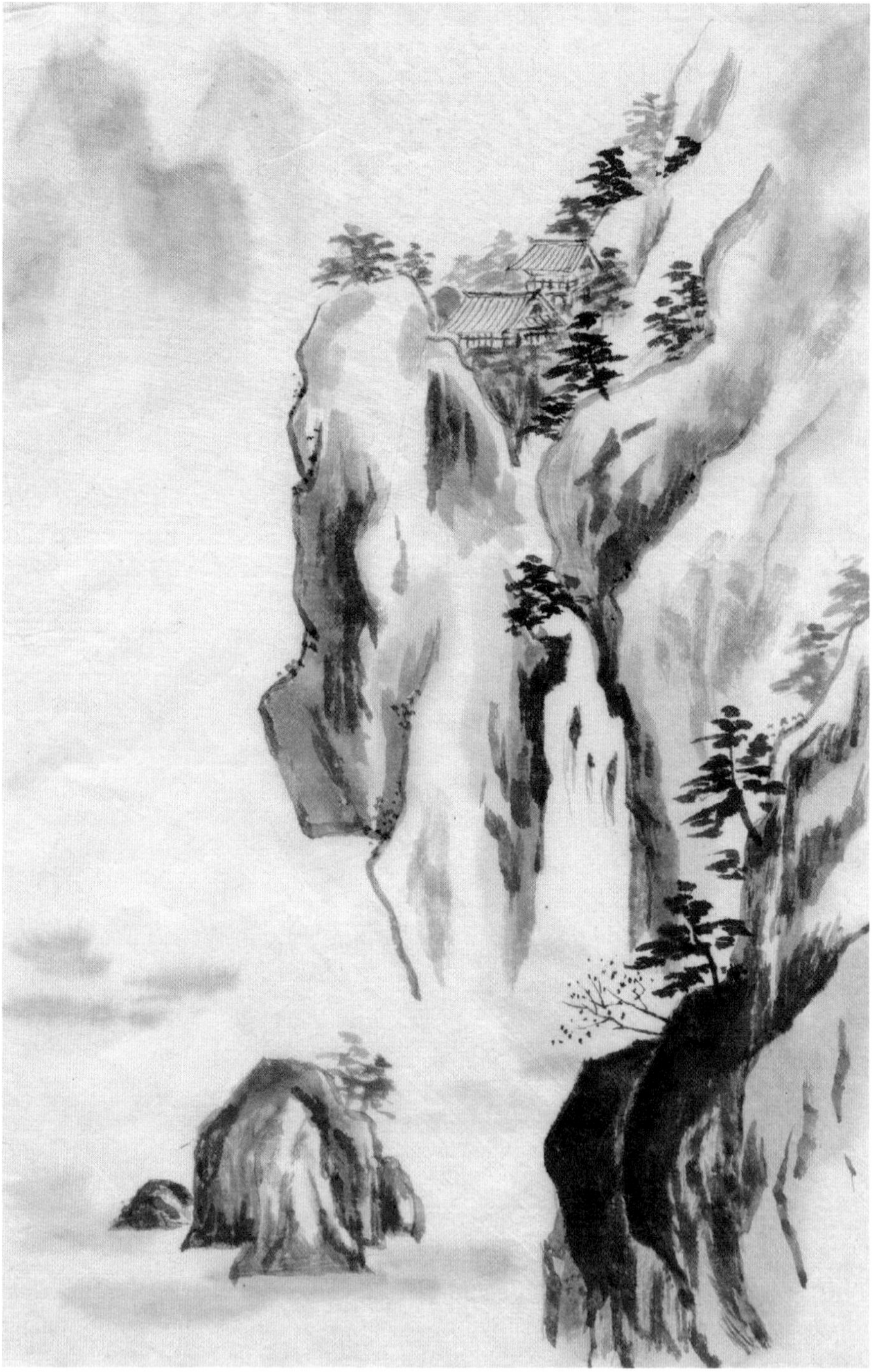

第一篇

先贤智慧

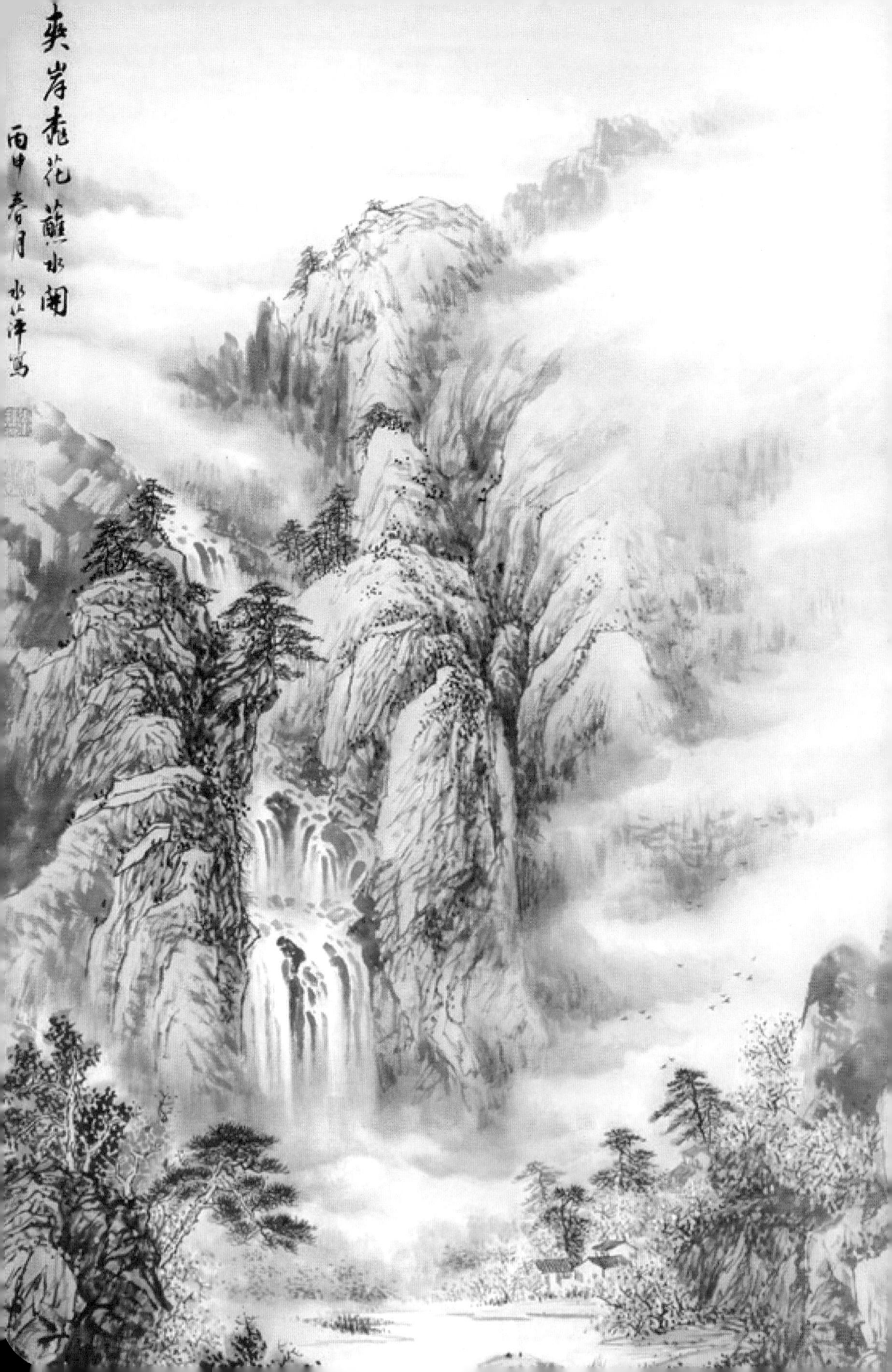
夹岸桃花蘸水开
丙申春月

无疾天年

要想维持天平的平衡，就必须在它的两边放上重量相等的砝码，这样指针才能保持在刻度盘中央，这种状态称为平衡状态。人体就好比一台天平，古人的健康观念就是保持人体这台天平的平衡状态。以此告诉大家，要爱惜自己的身体，要适度运动，饮食上不要偏食，夏天不要贪凉，冬天不要过暖，使身体调和适度。这便是先贤提倡的健康养生观念。

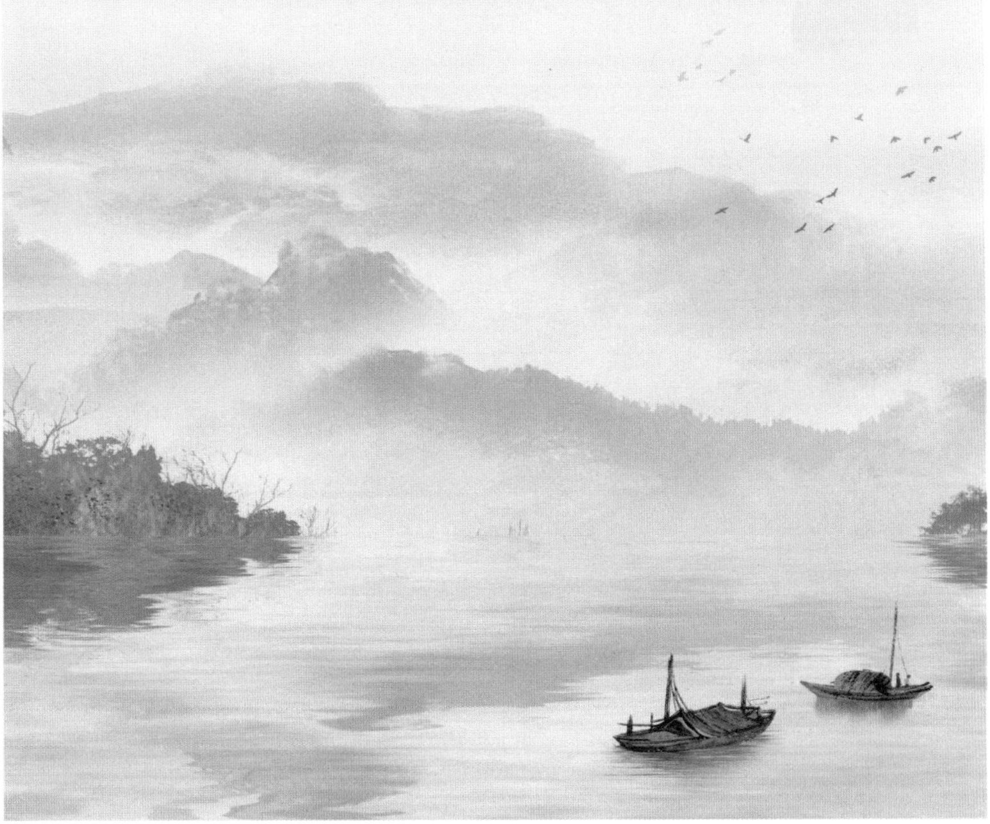

经典原文

〔1〕

上古之人，其知道者，法于阴阳，和于术数，食饮有节，起居有常，不妄(wàng)作劳，故能形与神俱，而尽终其天年，度(duó)百岁乃去。

——《素问·上古天真论》

〔2〕

是以志闲而少欲，心安而不惧，形劳而不倦，气从以顺，各从其欲，皆得其愿。

——《素问·上古天真论》

知识解读

〔1〕天年，指人的自然寿命，是中医学的重要命题。古人尊崇天人相应的道理，依照自然阴阳变化规律，合理养生，不过饥，不过饱，生活劳动有规律，不越常度，身心协调一致，就这样尽享人生，可以活过一百岁。

〔2〕思虑少些，欲望也少些，心中安静不慌乱，即使身体疲惫，精神上也不要懈怠，这样的人顺气顺心，总能得到满足。

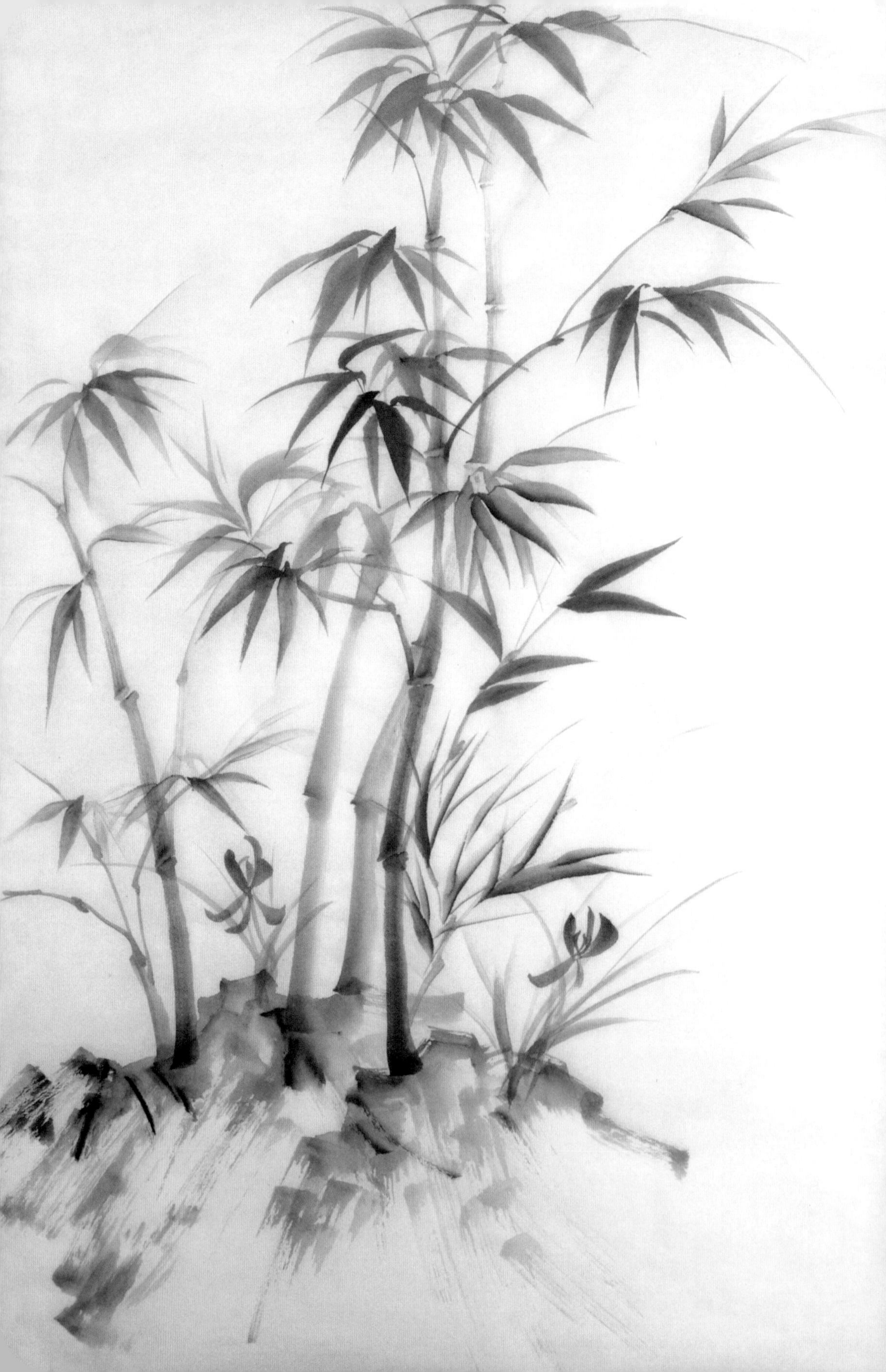

医道传承

三国时吴国有个叫董奉的医生，在庐山隐居，其医术精湛，总有人找他看病。董奉给人医治从不收钱，只要求病轻者痊愈后要种一棵杏树；病重者治愈后，种五棵杏树。就这样，日子一天天过去，小树长大，郁然成林。因此，后人以“杏林”代指医术精湛、仁者爱人的医家群体。

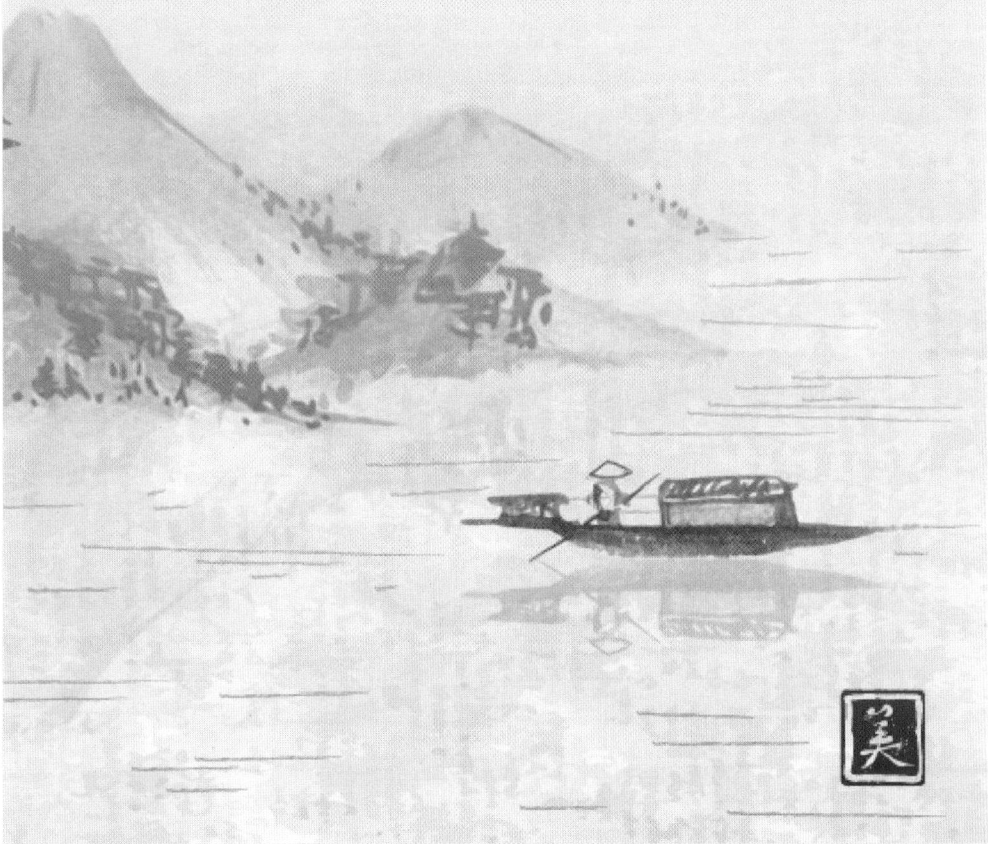

经典原文

〔1〕

勤求古训，博采众方。

——《伤寒杂病论》原序（汉 · 张仲景）

〔2〕

凡大医治病，必当安神定志，无欲无求，先发大慈恻(cè)隐之心，誓愿普救含灵之苦。

——《备急千金要方》卷一（唐 · 孙思邈）

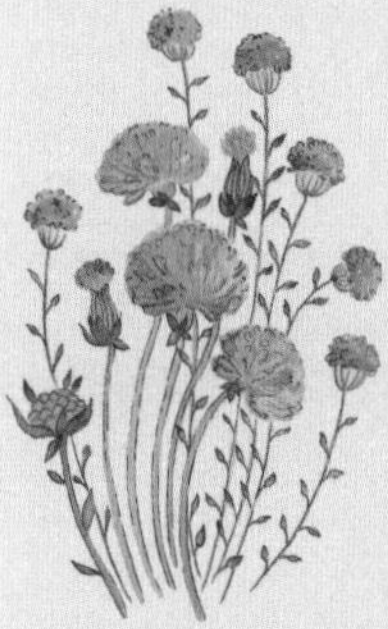

知识解读

〔1〕勤奋地研读前人的经验，广泛地搜集治病的良方。

《伤寒杂病论》作者张机，字仲景，东汉末年著名医家，被后世称为“医圣”。原序是该书的宗旨和纲领。文章简洁精练，是一篇流传千古的医学、医道、医德的教育名篇，有着重要的警世作用。

〔2〕人们常说“医者仁心”“大医精诚”，凡是好医生为人治病，必定心神安定，专心致志，没有欲望，没有诉求，胸怀慈悲同情之心，决心帮助病人解决病痛。

此段节选于《大医精诚》一文，出自唐·孙思邈所著《备急千金要方》第一卷，论述了有关医德的两个问题：一是精，指精湛的医术；二是诚，指高尚的品德修养。作为一名医生，不仅要有精湛的医疗技术，还要有仁爱之心，不怀贪念，态度诚恳，把病人当成自己的亲人，广施良药，济世救人。这篇文章后世广为流传，影响深远，至今仍为我国中医药院校学生的医学誓词，被誉为“东方的希波克拉底誓言”。

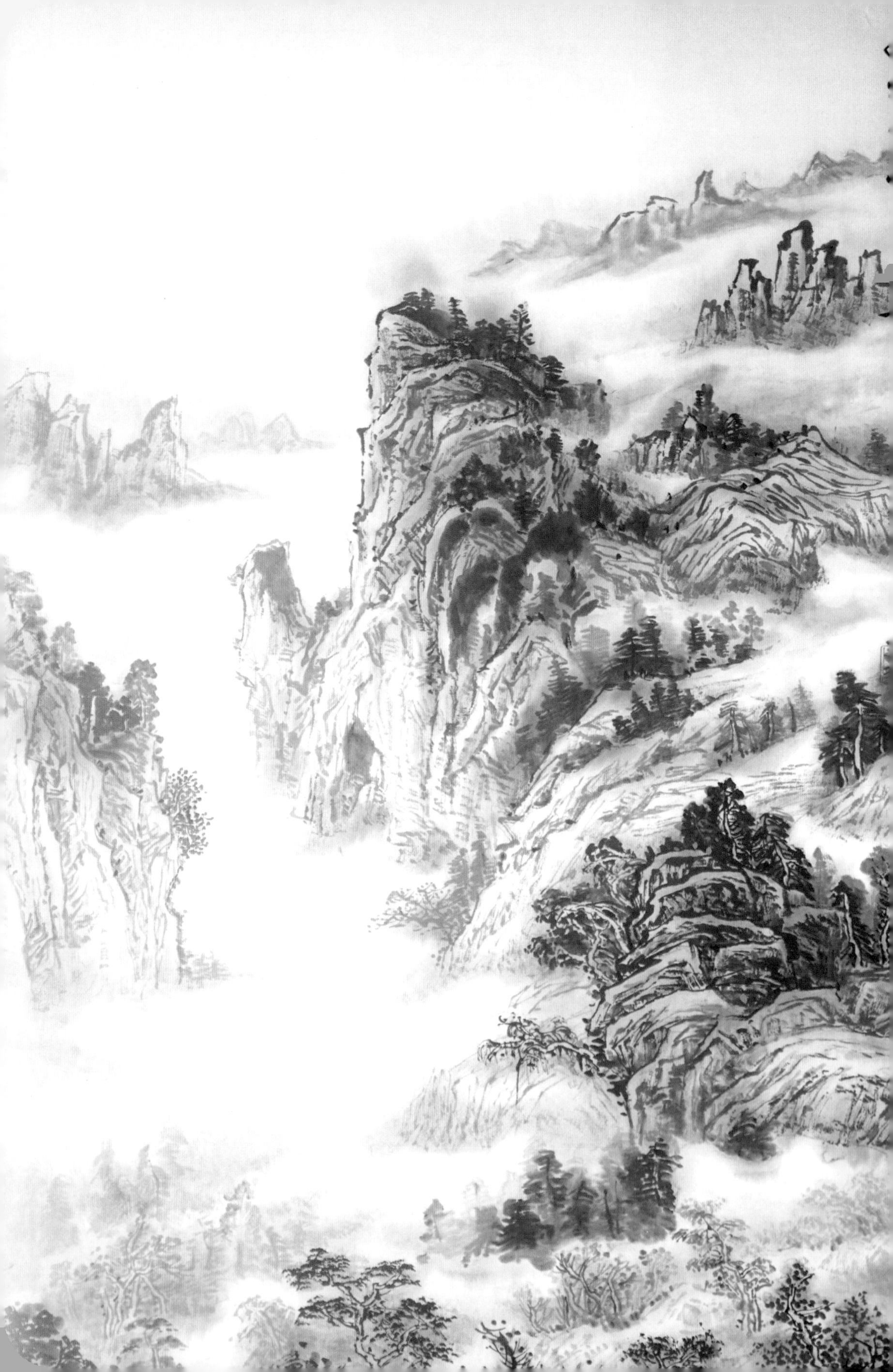

整体观念

拍一拍西瓜，听听声音，就能判断西瓜是否成熟。与此类似，医生看病也可以通过病人外在的体态、声音推断其内在疾病的性质和程度，从而选择合适的方法治病。中医学强调，人是个整体，上、下、内、外都是相互联系的，要着眼于整体，找到疾病的根源，不能“头痛医头，脚痛医脚”。这就是中医治病的独到之处。

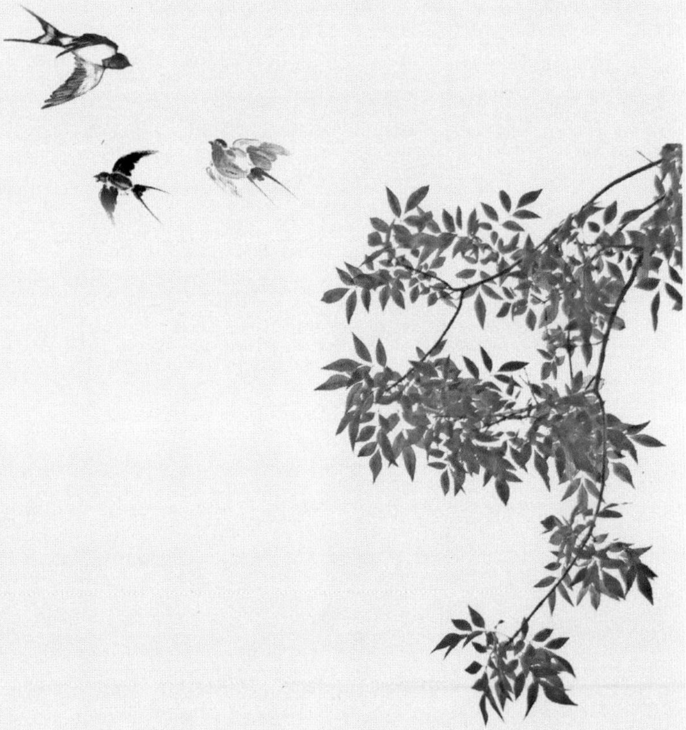

经典原文

〔1〕

道生一，一生二，二生三，三生万物。

——《道德经》（春秋 · 李耳）

〔2〕

天之生物，故恒于动，人之有生，亦恒于动。

——《格致余论》（元 · 朱震亨）

〔3〕

zhū

有诸内，必形诸外。

——《孟子 · 告子下》

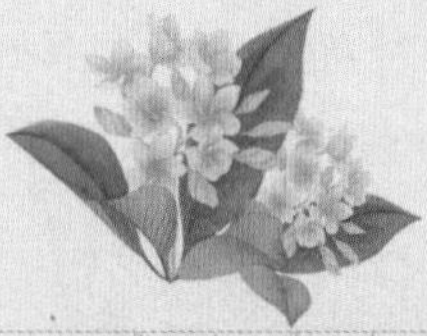

知识解读

〔1〕中医学的整体观念源于中国传统文化。先人认为，世间万物是由一个混沌的整体分化而来，一分为二、二分为三……逐渐分化出万事万物。所以，人体的局部与整体，以及人与自然环境、社会环境之间，都是同源的统一体，彼此间有着密切的联系。

〔2〕自然界和生命都是不断变化的，寒暑、昼夜、阴晴……变化更替，永不停歇。人的健康状况随着自然界的变化不断调整，形成了生命的运动变化规律。

〔3〕人体体表与体内的紧密关系，也是整体观念的具体体现，就是说人体内生病，必然于体表有所表现。比如患有眼病的人，一般是肝脏出了毛病，或者多个脏腑共同生病。因此，探讨某一疾病，不能单看局部，而要从整体去认识。

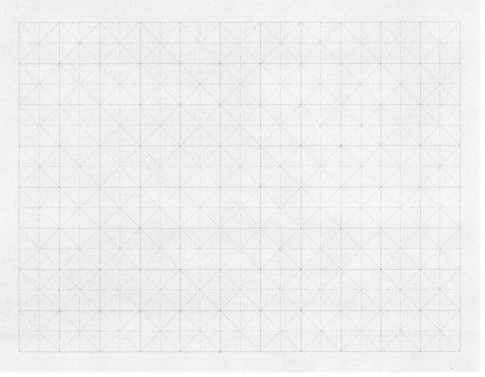

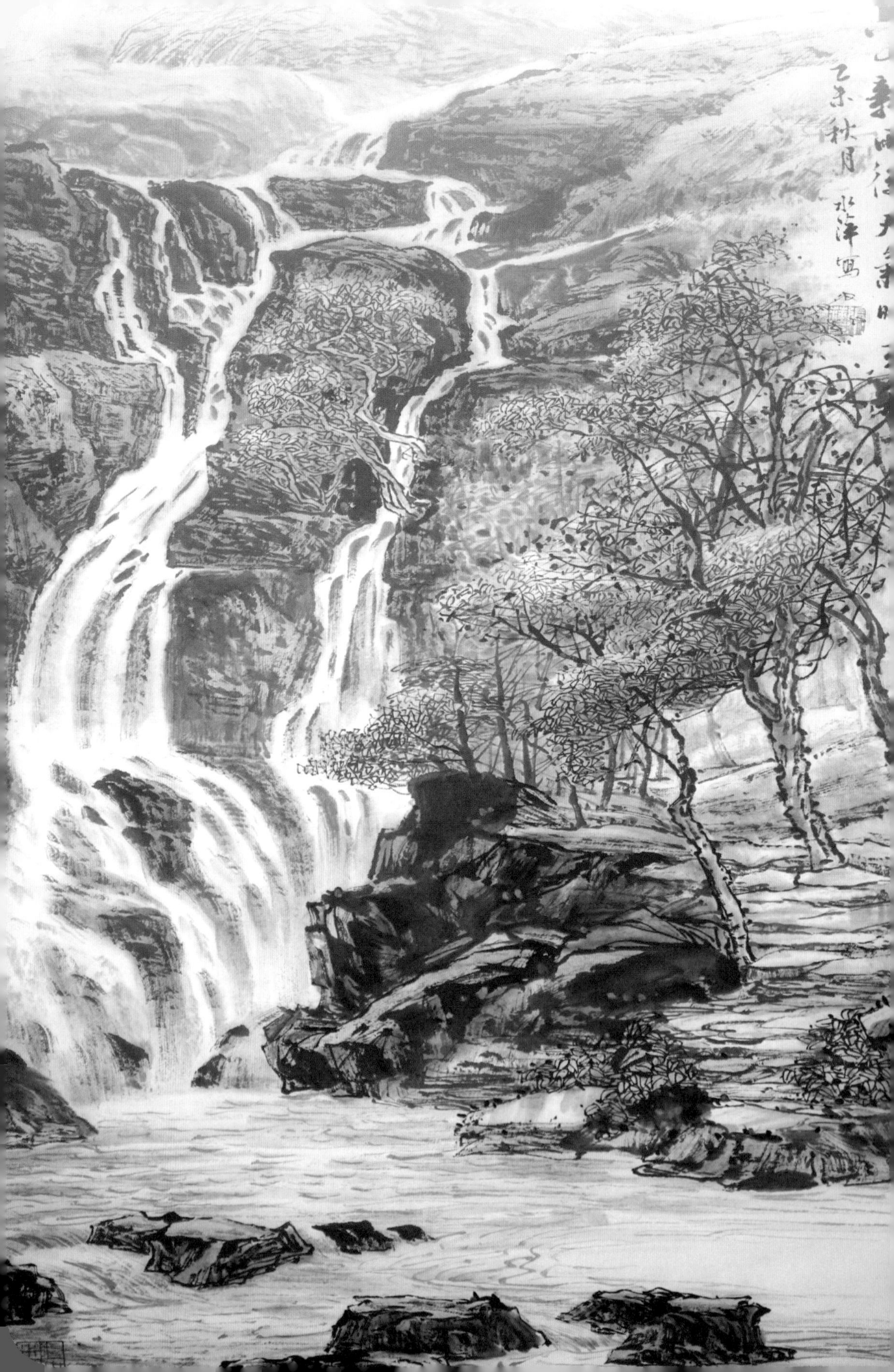
乙未秋月

天人合一

大家常听说“春捂秋冻”的大道理，是人们主动顺应自然的一种养生方式。立春时节，万物复苏，但体内的阳气经过一个冬天，潜藏在体内，还没有回到体表启动强大的保护功能，人体抵抗力相对薄弱，所以要“春捂”，不宜过早脱去冬装，以免受寒。而立秋时节，暑热渐退，气温下降，这时不要急于穿厚衣服，可以适当接受冷空气刺激，以激发机体耐寒能力，故宜“秋冻”。

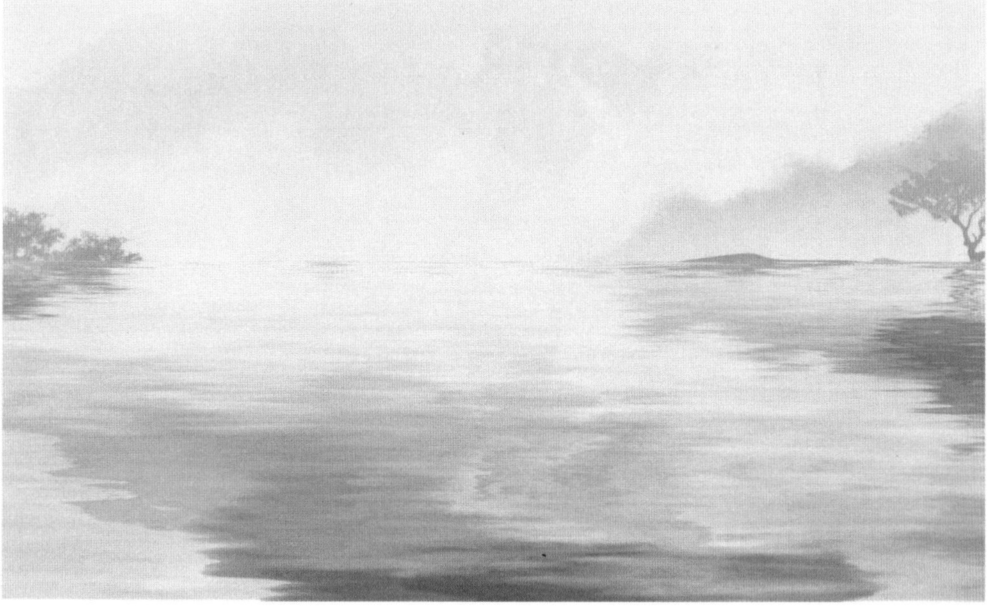

经典原文

〔1〕

人法地，地法天，天法道，道法自然。

——《道德经》（春秋·李耳）

〔2〕

人以天地之气生，四时之法成。

——《素问·宝命全形论》

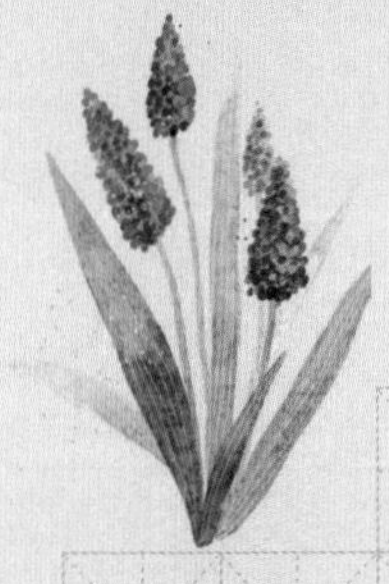

知识解读

〔1〕“天人合一”之说源自道教，认为万物的生长变化、人的生命活动具有相同的特点。人体是个小宇宙，人体小宇宙和天地大宇宙之间息息相关，构成了有机的整体。人作为天地万物的缩影，应遵循自然规律，日出而作，日落而息，以顺应自然变化。

〔2〕人是自然界的成员，与万物遵循相同的自然规律。古人根据自然界日月循环、寒暑更替、昼夜晨昏等自然现象，总结出万物循环运动的规律。这种规律作用于人，人的身体就会发生顺应性变化以适应生存环境。

〔3〕

人与天地相参也，与日月相应也。

——《灵枢·岁露论》

〔4〕

yìng

善言天者，必应于人；善言古者，

zhāng

必验于今；善言气者，必彰于物；

善言应者，同天地之化；善言化

言变者，通神明之理。

——《素问·气交变大论》

〔3〕古人通过观察人与气候、日月、晨昏之间的关系发现，人与自然是密不可分的。就一天来说，人体的疾病往往随昼夜更替而出现旦慧、昼安、夕加、夜甚的变化。健康，就是人体与自然、社会环境的和谐状态；当这种和谐状态被打破时，就会产生疾病。

〔4〕通晓天地自然之理的人，可从天道推论人道；通晓古今之事的人，可以借古喻今；通晓运气规律的人，可解释万物的运动变化；通晓感应的人，会将时间、空间、环境、人体等统一起来总结规律；通晓生长变化之理的人，重视天地万物与人的共生关系，综合成为“天人合一”的宏观认识。

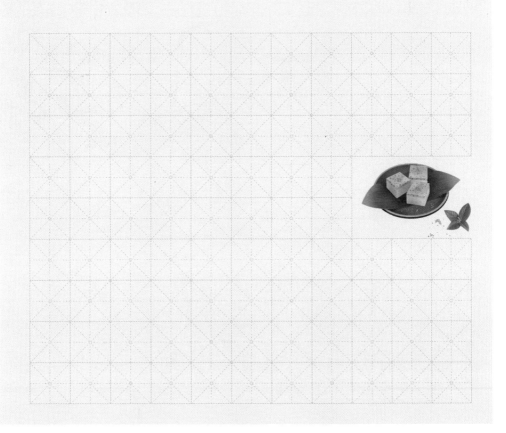

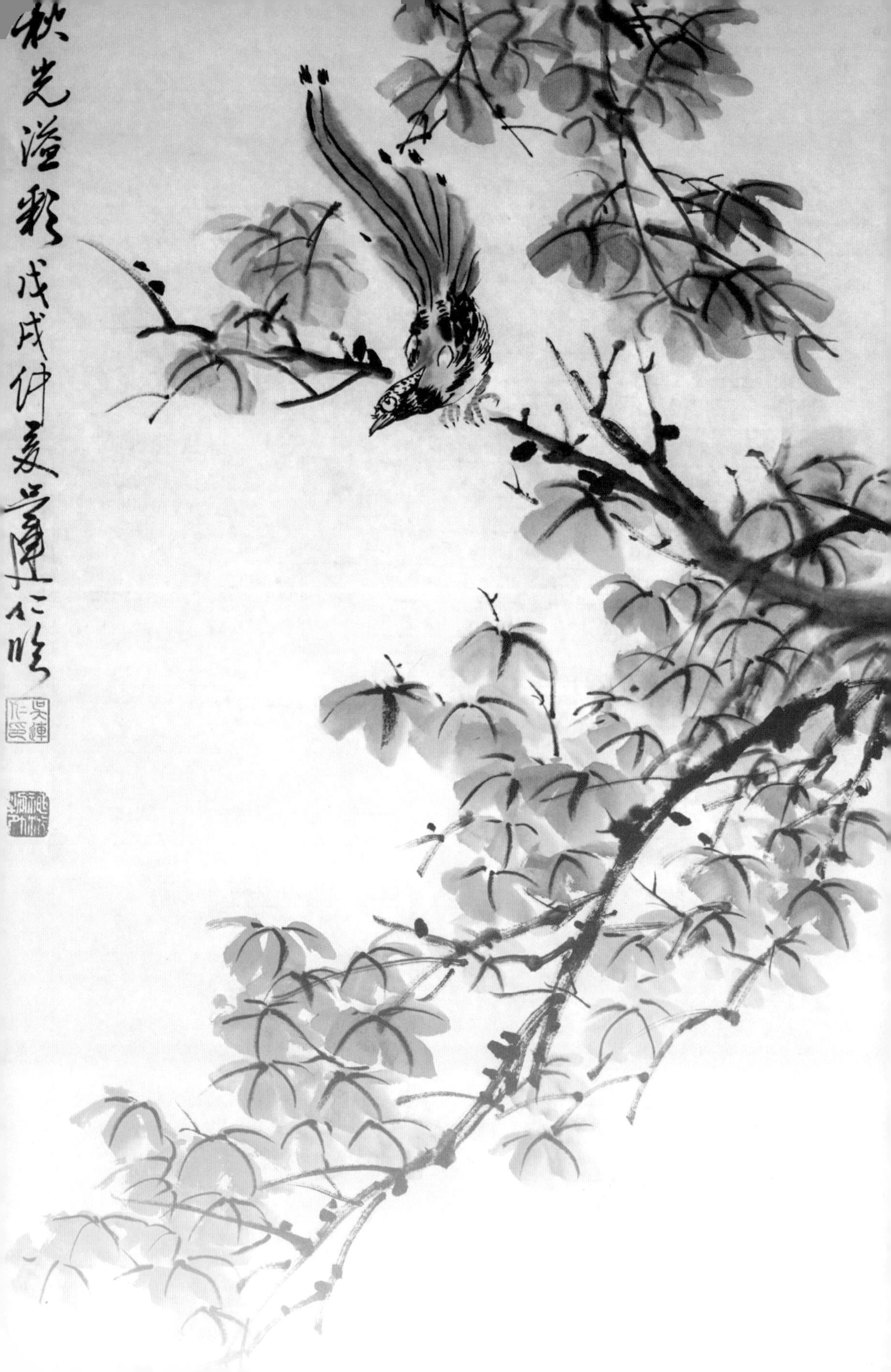
秋光溢彩
戊戌仲夏吴建仁作

阴阳学说

谜语是中国传统文化中雅俗共赏的文学形式，既是智慧的创造，也是智慧的享受。自古以来，文人雅士常爱用独具奇趣的中医药术语创作谜语供人猜想，意味盎然。

谜面：明（打一中医术语）。

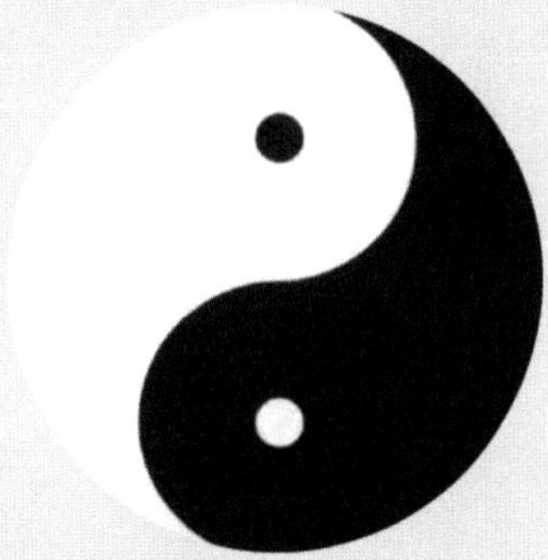

谜底：阴阳。日为阳，月为阴。阴阳相合是生命的根源。

经典原文

〔1〕

天地合而万物生，阴阳接而变化起。

——《荀子·礼论》

〔2〕

阴阳者，天地之道也，万物之纲纪，变化之纪，变化之父母，生杀之本始，神明之府（fǔ）也，治病必求于本。

——《素问·阴阳应象大论》

知识解读

〔1〕阴阳学说，源于中国古代哲学，以“阴”“阳”这对相互对立的概念解释天地万物普遍存在的、性质相反的两种特征。凡是运动的、外向的、上升的、温热的、明亮的，属于阳；相对静止的、内守的、下降的、寒冷的、晦暗的，属于阴。天之阳气下降、地之阴气上升，阴阳交互形成了热与寒、日与夜、晴与雨，循环往复，万物因此而生生不息。

〔2〕阴阳，如白昼与黑夜，更替轮回；又如火能煮水、水能灭火一样，相互对立而又相互作用。中医学用阴阳来解释生命、健康和疾病。治病不忘先辨疾病的阴阳性质，并以调理阴阳作为诊治的原则与方法。

〔3〕

阴平阳秘，精神乃治；阴阳离决，精气乃绝。

——《素问·生气通天论》

〔4〕

阴在内，阳之守也；阳在外，阴之使也。之使也。

——《素问·阴阳应象大论》

〔3〕阴阳是天地万物都具有的两种力量。只有阴阳协调，人体才会处于健康状态；如果阴阳分离，人的生命也就终结了。

〔4〕阴、阳二者间的布局关系：天为阳、地为阴，外为阳、内为阴；阳是阴的“外守元帅”，阴是阳的“内使大臣”，阴阳互相依存，不可分离。

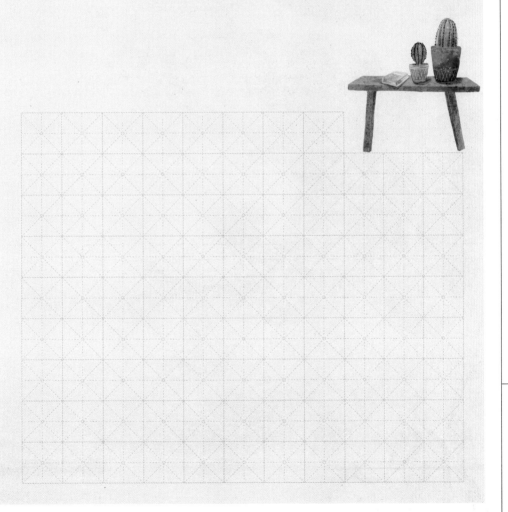

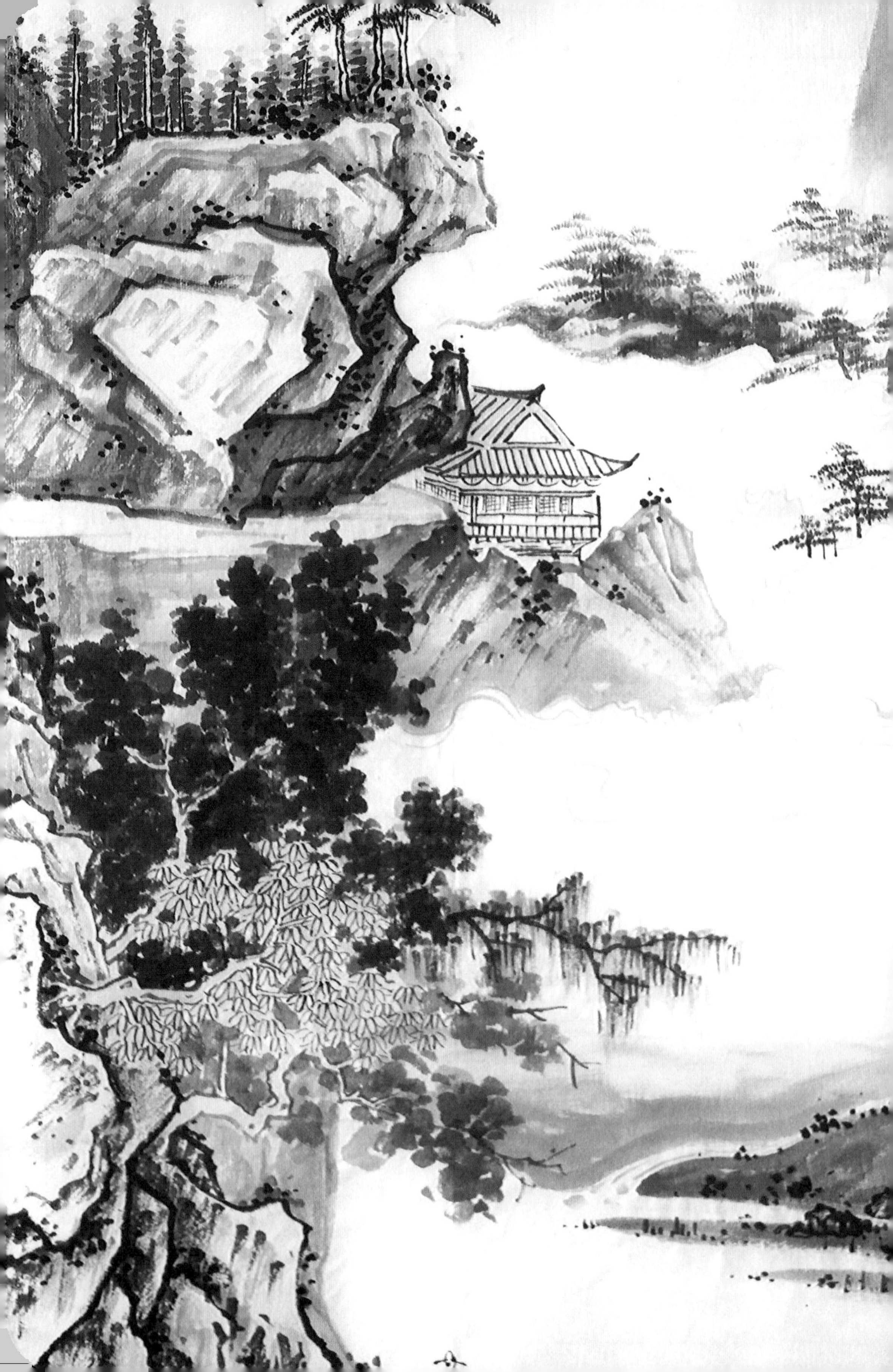

五行学说

生活中我们常说用钱去买“东西”，为什么不叫买“南北”？这是因为在古代社会，人们都遵循五行规律行事和生活。五行中，东属木，西属金，都是可以用器具装载之物；而南属火，北属水，用篮子、布袋不能装载。所以，我们买的是“东西”，而不是“南北”。可见，在古代社会五行已充分融入日常生活。

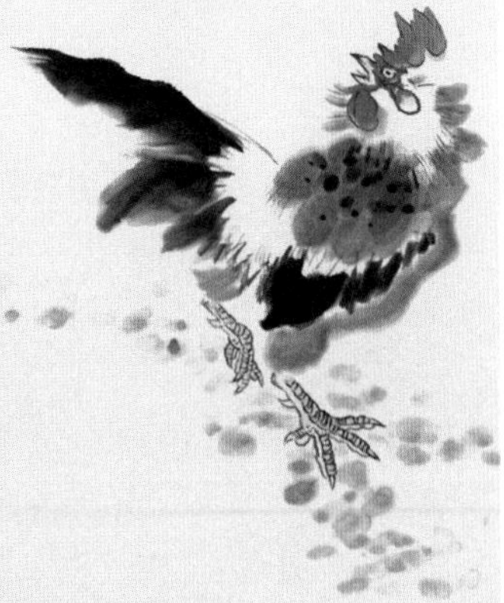

经典原文

〔1〕

言五者，各有材干也。谓之行者，若在天，则为五气流注；在地，世所行用也。

——《尚书正义》（唐 · 孔颖达等）

〔2〕

yuē　yuán jià sè

木曰曲直，火曰炎上，土爰稼穑，金曰从革，水曰润下。

——《尚书 · 洪范》

知识解读

〔1〕五行，既指木、火、土、金、水五种物质，又超越这五种物质，扩展为每种物质所代表的特性。

〔2〕木曰曲直：曲直，弯曲，伸直；意为凡具有像树枝一样生长、升发、能屈能伸等特征或作用的事物和现象，归属于木。

火曰炎上：炎上，炎热，升腾；意为凡具有像火一样炎热、升腾、光明等特征或作用的事物和现象，归属于火。

土爰稼穑：爰，通“稼”，种植谷物；穑，收获谷物。稼穑，泛指人类种植和收获谷物的农事活动。意为凡具有像土地一样承载、受纳、生化等特征或作用的事物和现象，归属于土。

金曰从革：从革，顺从，变革；意为凡具有像金属一样沉降、肃杀、收敛、变革等特征或作用的事物和现象，归属于金。

水曰润下：润下，滋润、下行；意为凡具有像水一样滋润、下行、寒冷、闭藏等特征或作用的事物和现象，归属于水。

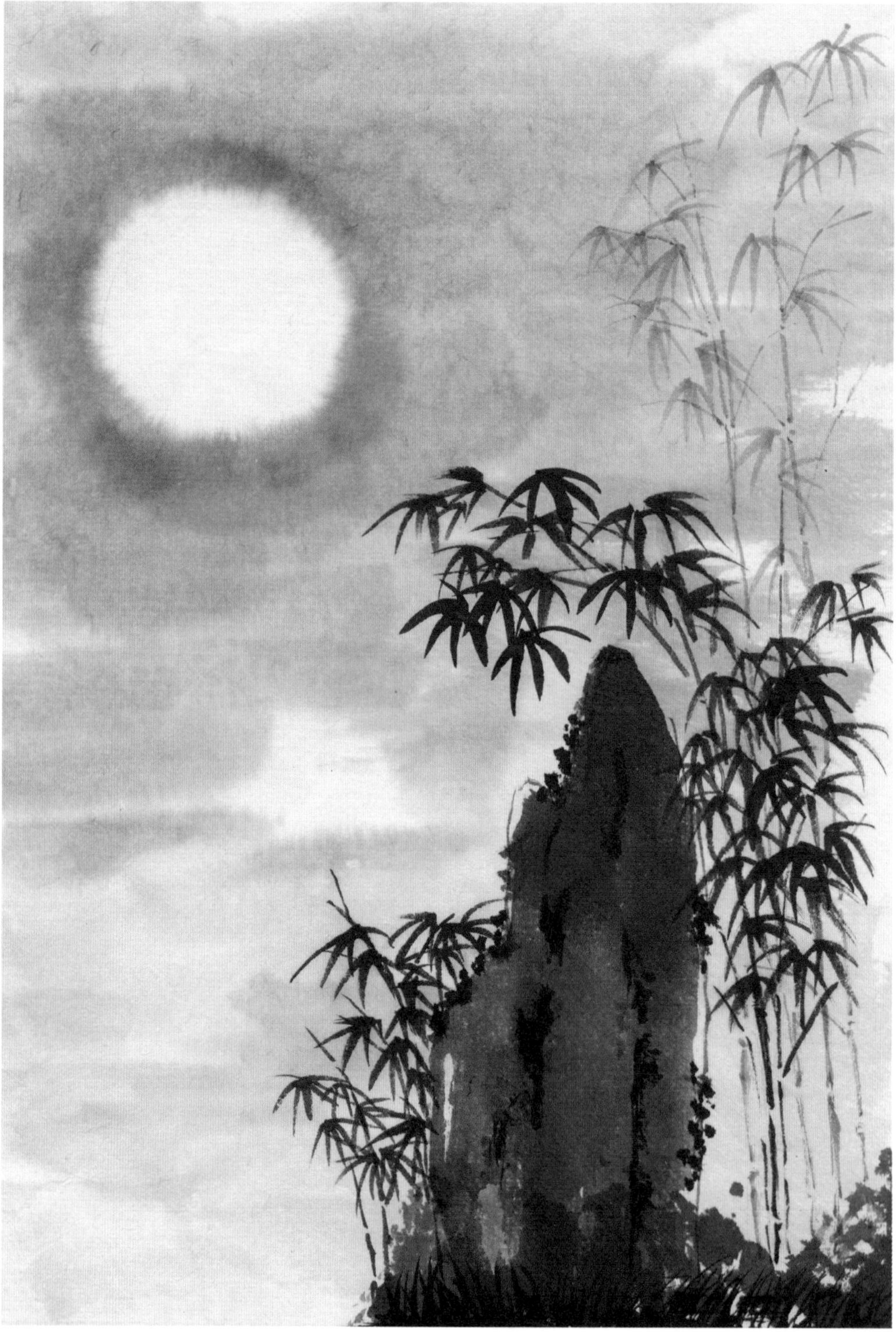

第二篇

认识生命

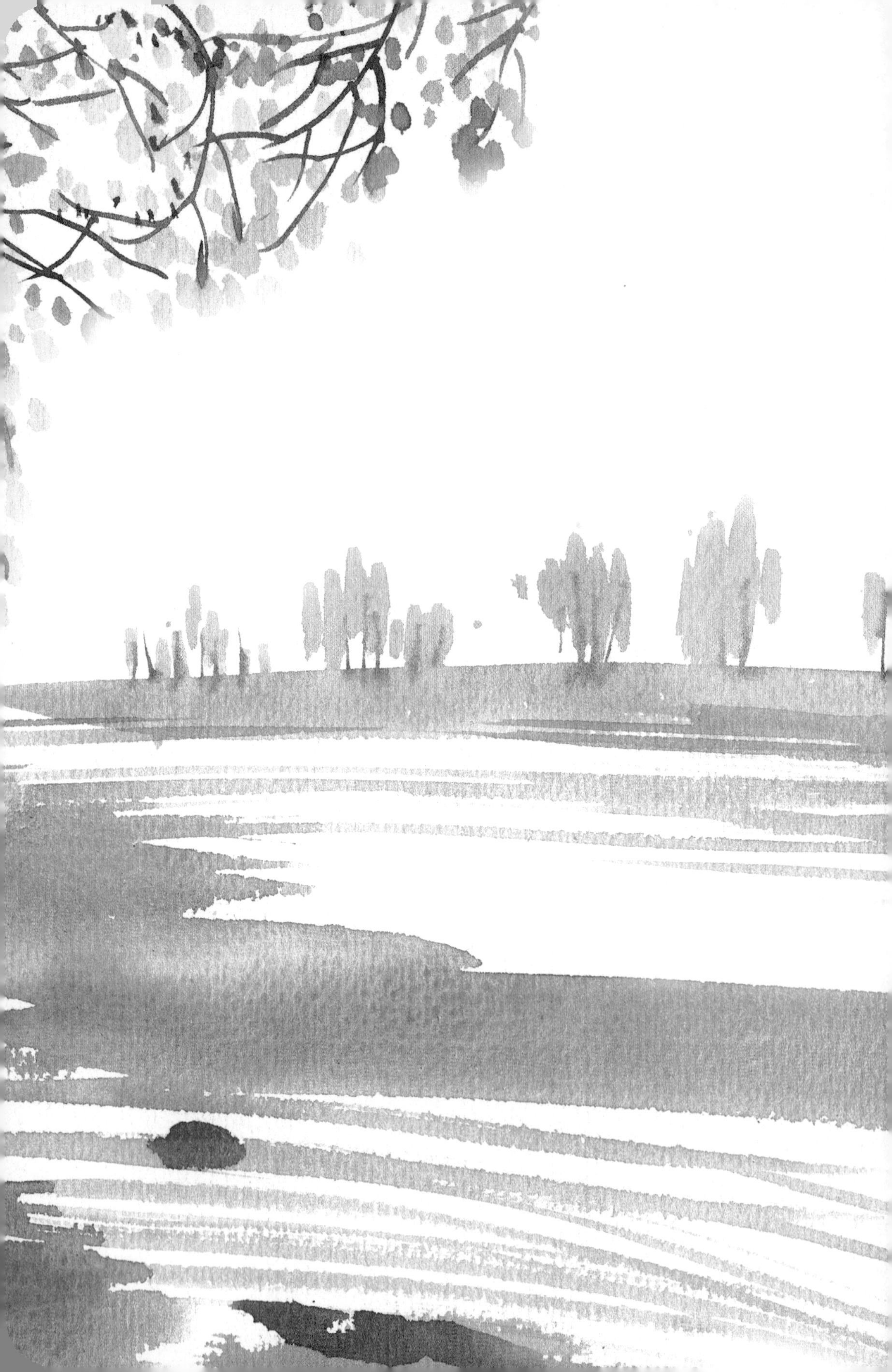

藏象

《苏东坡文集》中记载了这样一个小故事：

在湿热的闽广地区，很多人染有瘴气（疟疾），有个武将，在此地驻守多年却面色红润，腰腿轻快，身体强健。后来人们得知，他每日清晨起坐，两足相对，按摩涌泉穴（足心）数次，至微热汗出。此后，很多人仿效此法，不仅很少得病，而且有些多年痼疾也不治而愈了。

为什么涌泉穴有这么强大的功效呢？涌泉穴是肾经的首穴。肾是主管生长发育和生殖的重要脏器，肾精充足则耳聪目明、头脑清醒、思维敏捷、头发乌亮、生育功能强健。刺激涌泉穴可促进肾的生理功能，而五脏六腑是相互沟通、彼此联动的生命整体，激活了肾的功能，便可使人体生命力旺盛，体质增强，达到健康的状态。

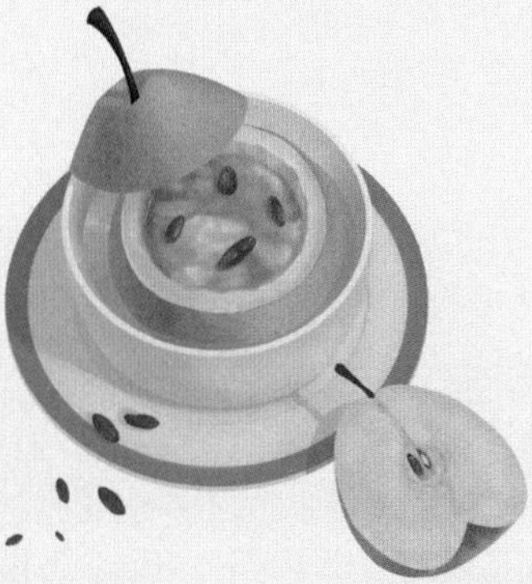

经典原文

〔1〕

所谓五脏者，藏（cáng）精气而不泻也，故满而不能实。六腑（fǔ）者，传（chuán）化物而不藏，故实而不能满也。脑、髓（suǐ）、骨、脉、胆、女子胞，此六者地气之所生也，皆藏于阴而象于地，故藏而不泻，名曰奇恒之腑。

——《素问·五脏别论》

知识解读

藏象："藏"，指体内脏腑，包括五脏、六腑、奇恒之腑。"象"，指表现于外的各种现象。藏象包括内脏实体和表现出的生理功能、病理变化。

五脏：肝、心、脾、肺、肾。

六腑：胆、胃、小肠、大肠、膀胱、三焦。

奇恒之腑：脑、髓、骨、脉、胆、女子胞。

"满而不能实"和"实而不能满"是五脏与六腑的主要区别。"满"，是指充满精华，如人体的精、气、血、津液等；"实"，是指充满饮食之物。由于五脏是形成和存储人体精华的场所，所以"满而不能实"。而六腑多为空腔器官，作用主要为运输、消化饮食之物，故"实而不能满"。奇恒之腑多为中空的器官或囊性器官，但不与食物直接接触，还具有类似五脏的存储作用，这类器官似脏非脏，似腑非腑，故称奇恒之腑。

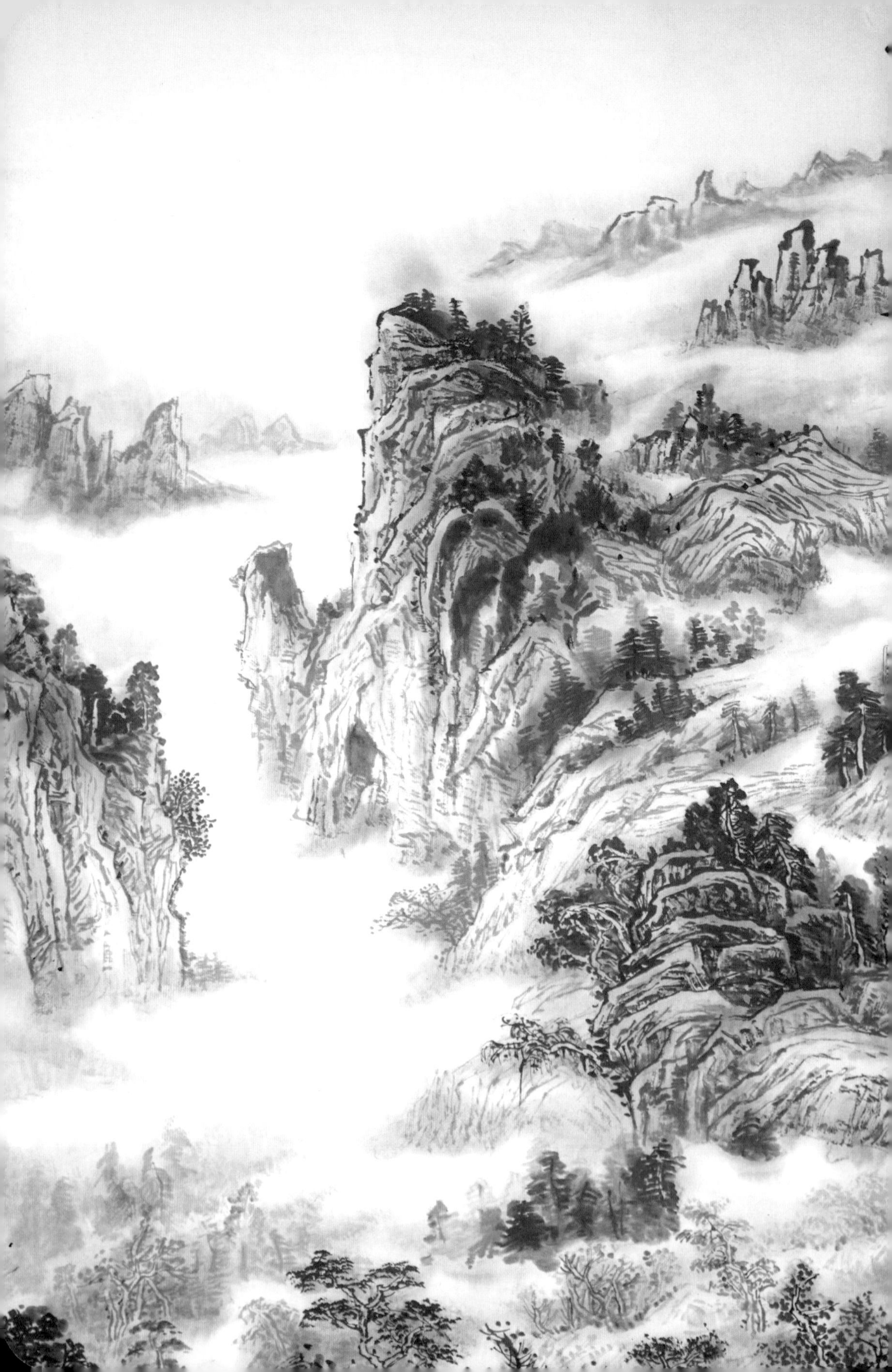

经络

北宋医官王惟一精于针灸，他奉皇帝之命制造针灸铜人，以规范和统一经络、腧穴的定位。王惟一绘制了人体正面、侧面、背面的精准图谱，并将经络、穴位逐一标注在铜制的人像上。铜人内设脏腑，外刻穴位，内外相通，灌以水银，外覆黄蜡。当穴位被刺中时，便有水银流出。在当时，针灸铜人的主要用途是供医生试针，以便教学和考试之用。如今，针灸铜人已成为我国传统医药的重要标志性遗产，为全世界所熟知。

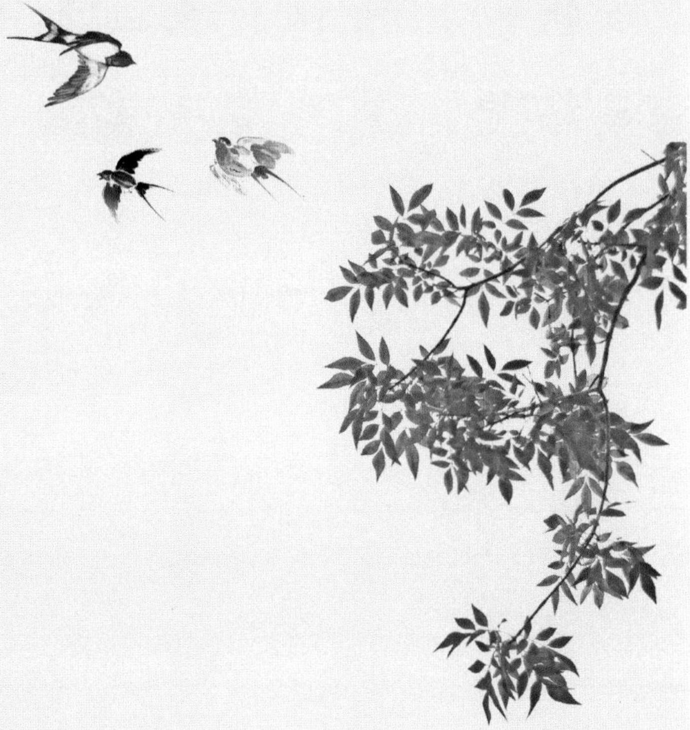

经典原文

〔1〕

fū

夫十二经脉者，内属于腑脏，外

luò

络于肢节。

——《灵枢·海论》

〔2〕

十二经脉，三百六十五络，其血

qiào

气皆上于面而走空窍。

——《灵枢·邪气脏腑病形》

〔3〕

经脉者，所以行血气而营阴阳，

rú

濡筋骨，利关节者也。

——《灵枢·本脏》

知识解读

〔1〕经络，是经脉和络脉的总称，是运送全身气血、联络脏腑、贯通身体上下内外的通路。人体经脉分为十二条正经，与十二脏腑相联系。

〔2〕人体经络呈网状立体交叉结构，遍布全身。在输布气血的过程中，可促使气血精华会聚于头面部，贯通眼、鼻、口、耳，沟通人体上下内外的联系。

〔3〕气血是人体生命活动的物质基础，全身各组织器官只有得到气血的润养才能完成正常的生理功能。经络是人体气血运行的通路，能将人体所需的营养物质输送到全身，保持机体的协调平衡。

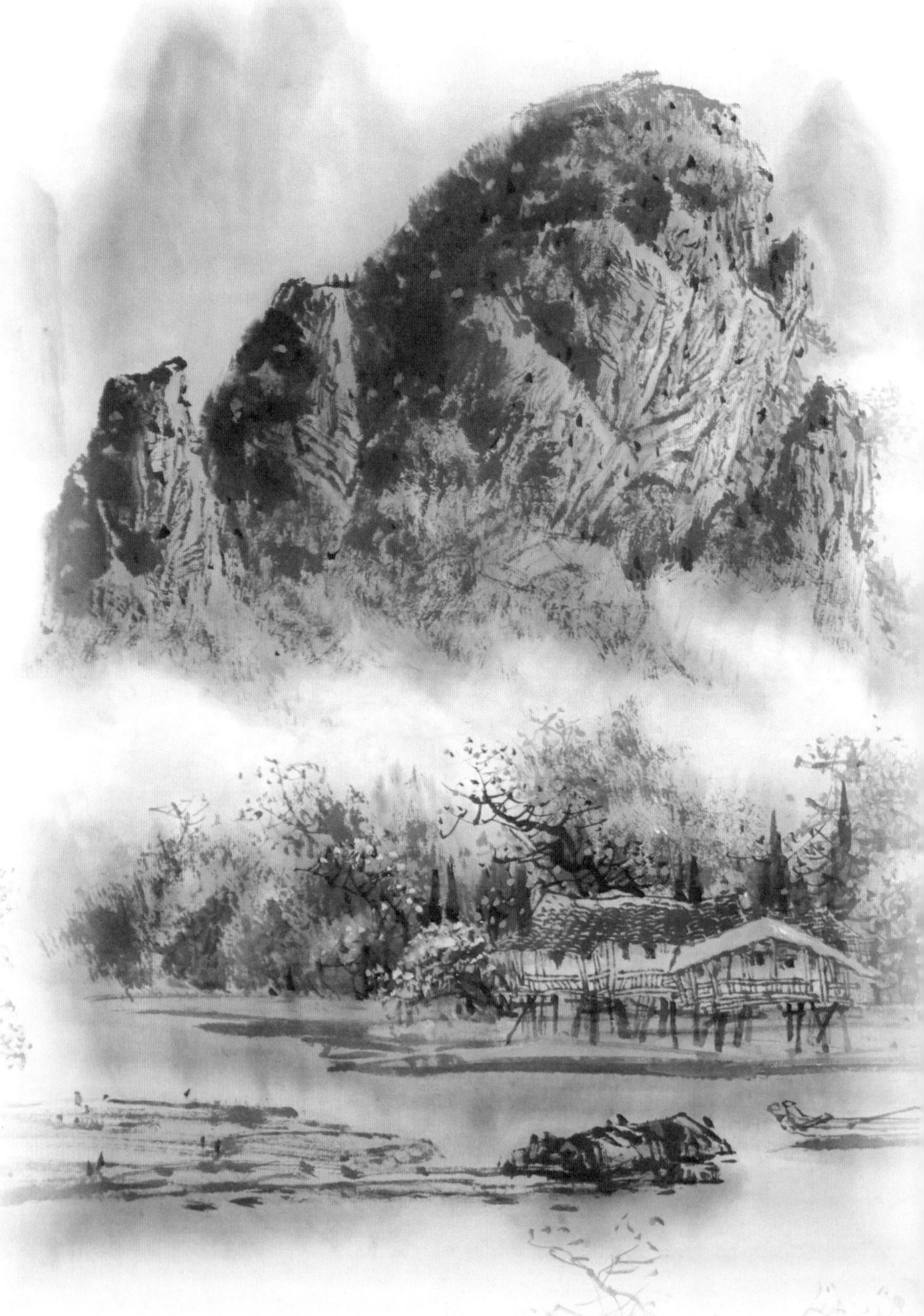

体质

相传，名医扁鹊为鲁公扈和赵齐婴诊病。他仔细观察后，先对鲁公扈说："你的精神很足，但是气脉非常弱，这会导致你做事情时想法很好，但犹豫不决。"之后，又对赵齐婴说："你与鲁公扈正好相反。你虽表面柔弱但气脉很足，大概你在做事情的时候即使没有特别好的办法也会向着一个方向走下去。"二人认为扁鹊的话非常有道理，体质禀赋的差异决定了他们的性格特征。

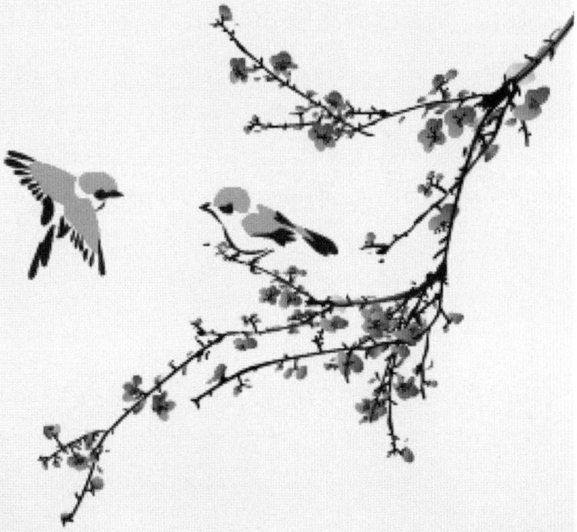

经典原文

〔1〕

人之生也，有刚有柔，有弱有强，有短有长，有阴有阳。

——《灵枢·寿夭刚柔》

〔2〕

成而未全，全而未壮。脏腑柔弱，易虚易实，易寒易热。

——《小儿药证直诀》（宋·钱乙）

〔3〕

凡论病先论体质、形色、脉象，以病乃外加于身也。

——《临证指南医案·呕吐》（清·叶桂）

知识解读

〔1〕由于个体禀赋差异，人的性格有刚强和柔弱之分，体态有强壮和瘦弱之分，身形有长短之分，体质又有偏阴、偏阳之分。这些差异，在疾病发生时，都会对人体产生一定影响。

〔2〕儿童的生理功能未健全，身体未强壮，脏腑娇柔，“阳常有余，阴常不足”，容易受虚实寒热等因素影响而致病。

〔3〕人的体质特征与脏腑功能状态有密切联系。治疗疾病时，首先要辨别体质，以此作为遣方用药的依据；其次是明确疾病发生的部位；最后，根据疾病是否传入脾脏、肾脏，判断疾病对人体的影响。

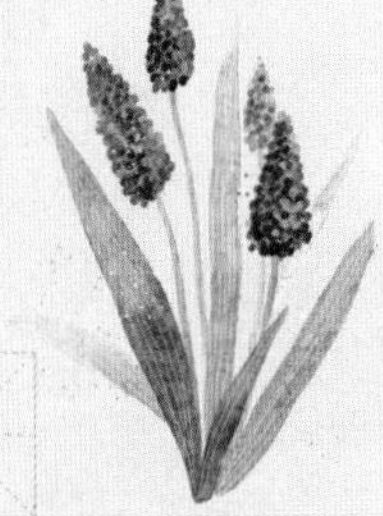

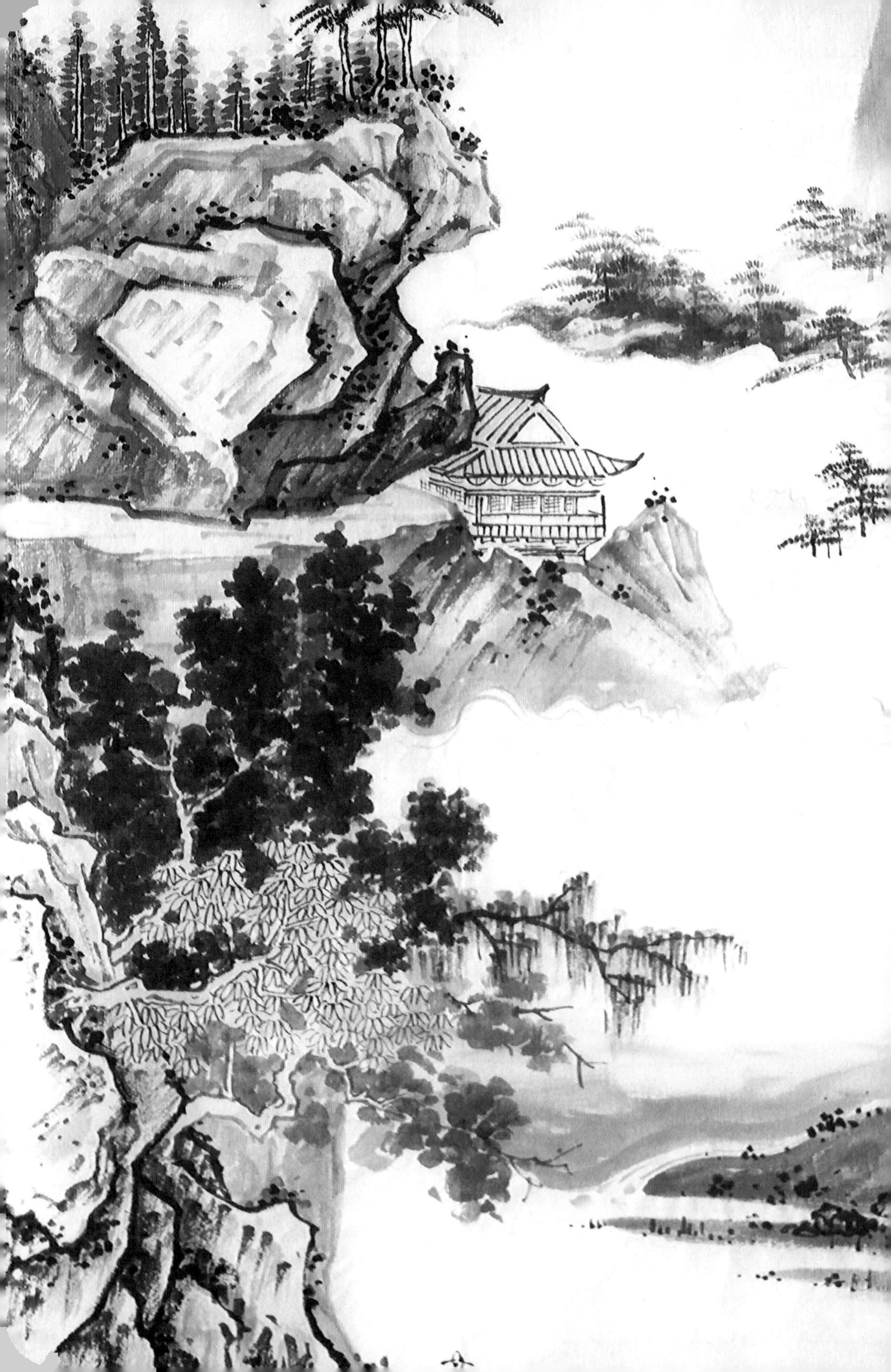

病因

2015 年屠呦呦获得了诺贝尔生理学或医学奖，这是中国人首次获得科学类诺贝尔奖项。屠呦呦受到东晋葛洪所著《肘后备急方》中“青蒿一握，以水二升渍，绞取汁，尽服之”的启发，创制了抗疟药物青蒿素。

《肘后备急方》被称为中国医学史上第一本“临床实用手册”，对疾病尤其是急性传染病的记述注重从病因入手，对致病原因进行了系统归纳。例如书中首次详述了古代肆虐一时的“天花”是由恙虫的幼虫作为媒介散播的一种急性传染病，并记录了其传入中国的途径、症状及流行情况。对于这种外来疾病，此前的医学典籍尚未记载。葛洪的描述对于认识这种疾病的由来具有重要意义，也为后世医家在诊断和治疗方面不断积累经验奠定了基础。

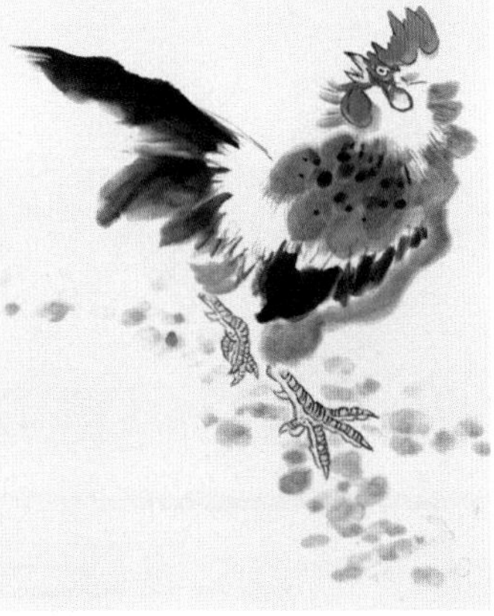

经典原文

〔1〕

夫百病之始生也，皆生于风雨寒暑，清湿喜怒。喜怒不节则伤脏，风雨则伤上，清湿则伤下。三部之气，所伤异类。

——《灵枢·百病始生》

〔2〕

千般疢(chèn)难，不越三条：一者，经络受邪，入脏腑，为内所因也；二者，四肢九窍，血(xuè)脉相传，壅(yōng)塞(sè)不通，为外皮肤所中(zhòng)也；三者房室、金刃、虫兽所伤。

——《金匮要略·脏腑经络先后病脉证》(汉·张仲景)

知识解读

〔1〕《黄帝内经》将疾病的发病原因总结为三类，即所谓“三部之气”：①喜怒哀乐等情志因素可直接伤人脏腑。②风寒邪气损伤人体的上部。③湿邪损伤人体的下部。

〔2〕张仲景在《黄帝内经》的基础上进一步总结，将各种疾病的致病原因归纳为三条：①外部经络受病，向内传入脏腑。这是因为体内正气不足，邪气乘虚入内所致，称内因。②病在四肢、九窍，导致局部或全身血脉阻塞不通，这是外部体表遭受六淫邪气所致，称外因。③特殊因素损伤人体，则称不内外因。

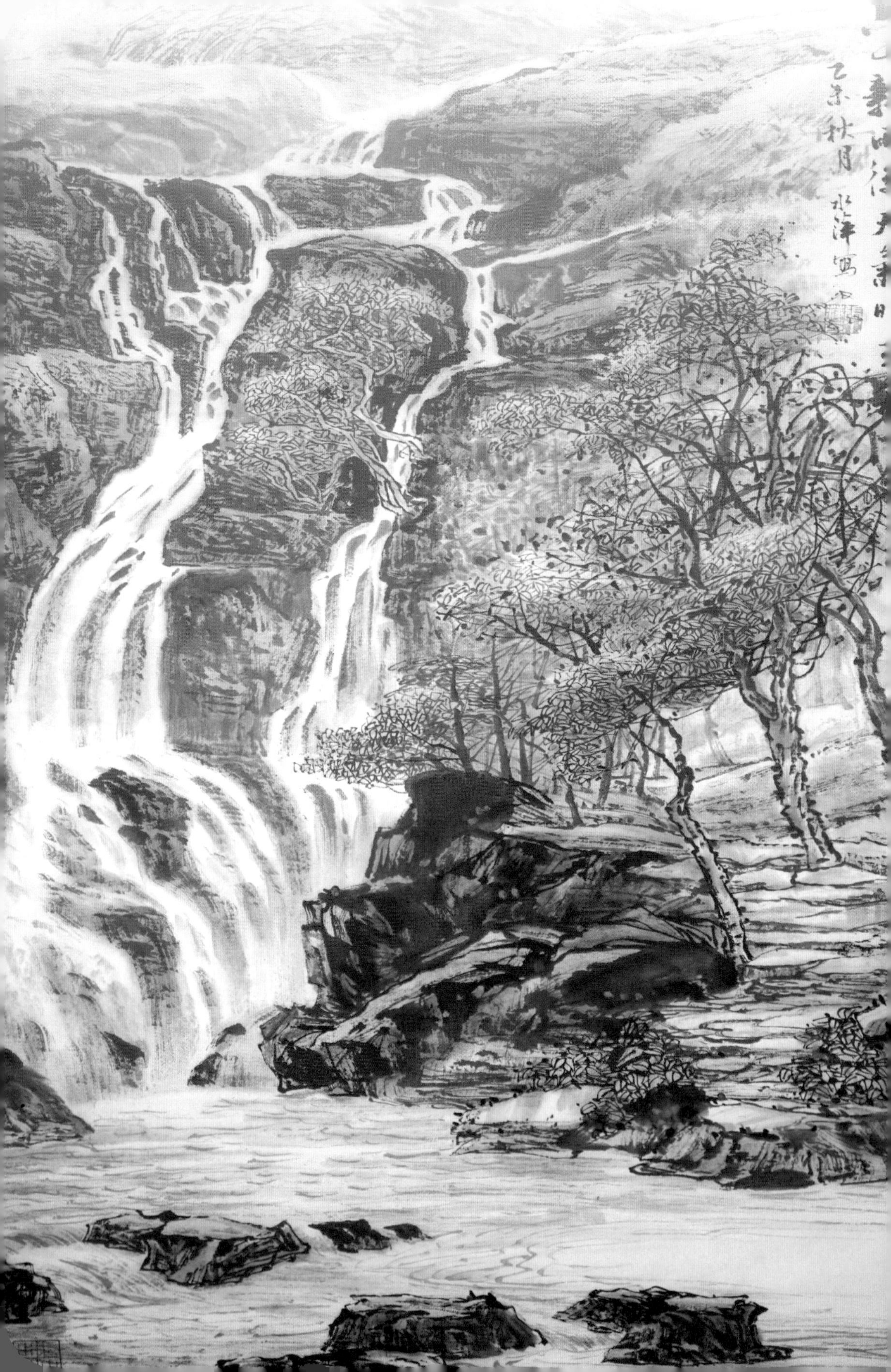
乙未秋月
水泮写

病机

韩非子所著《扁鹊见蔡桓公》一文为人所熟知。其讲述了蔡桓公讳疾忌医，不听医生的告诫，最后病入骨髓、体痛致死的故事。其意在告诫世人直面接受问题并及时解决的重要性，同时也赞颂了扁鹊高明的医术。

扁鹊四次觐见蔡桓公，前后数十日，亲历蔡桓公之疾由小病发展成不治之症的过程。扁鹊善辨病机，通过细致观察，了解病情，把握疾病关键，分析致病机理，做出了准确的判断，并给出中肯的建议。可惜蔡桓公没有及时接纳。最终，疾病按照扁鹊预测的过程不断发展恶化，致蔡桓公不治而亡。

经典原文

〔1〕

邪之所凑（còu），其气必虚。

——《素问·评热病论》

〔2〕

阴胜则阳病，阳胜则阴病。阳胜则热，阴胜则寒。

——《素问·阴阳应象大论》

知识解读

〔1〕病机就是疾病发生、发展、变化的机理，是中医学认识疾病、分析疾病的核心。邪气之所以能够侵袭人体而致人患病，其病机要归结于人体正气不足。

〔2〕阴偏盛会损伤人体阳气，导致阳虚性疾病；而阳偏盛又会损伤阴气，导致阴虚性疾病。阴阳的不断变化必然引起机体的寒热变化。

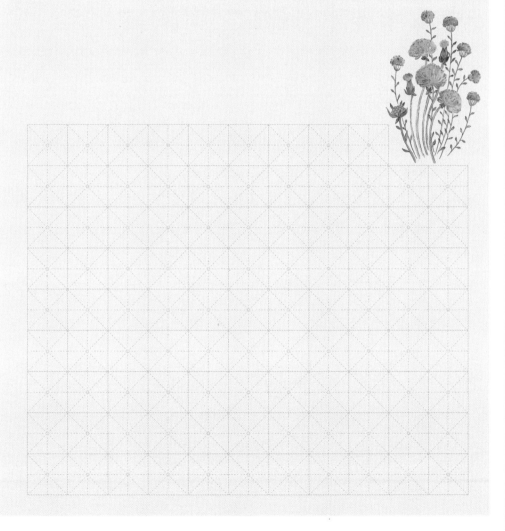

〔3〕

诸风掉眩（xuàn），皆属于肝。诸寒收引，皆属于肾。诸气膹（fèn）郁，皆属于肺。诸湿肿满，皆属于脾。诸痛痒疮（chuāng），皆属于心。

——《素问·至真要大论》

〔3〕表现为肢体抽动震颤、头晕目眩的症状，其病机多源于肝。而肢体蜷缩、不能伸展的病证，其病机多源于肾。气喘胸闷的病证，病机多源于肺。肌肤肿胀、腹部胀满的病证，病机多源于脾。痛、痒、疮疡等，病机多源于心。以上对五脏病机的归纳选自《黄帝内经》“病机十九条”。此十九条为临床病机分析提供了标准，对后世影响深远。

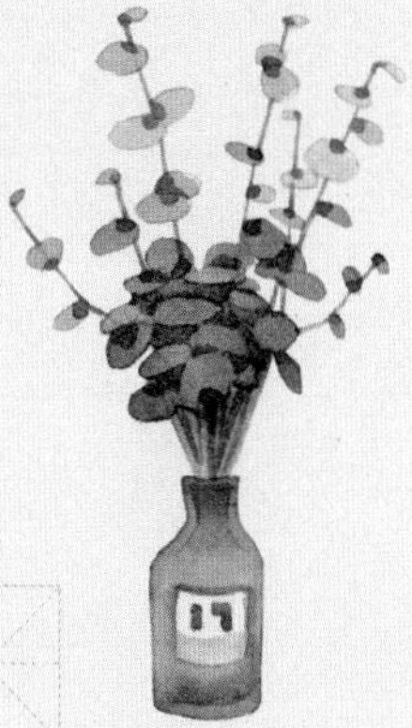

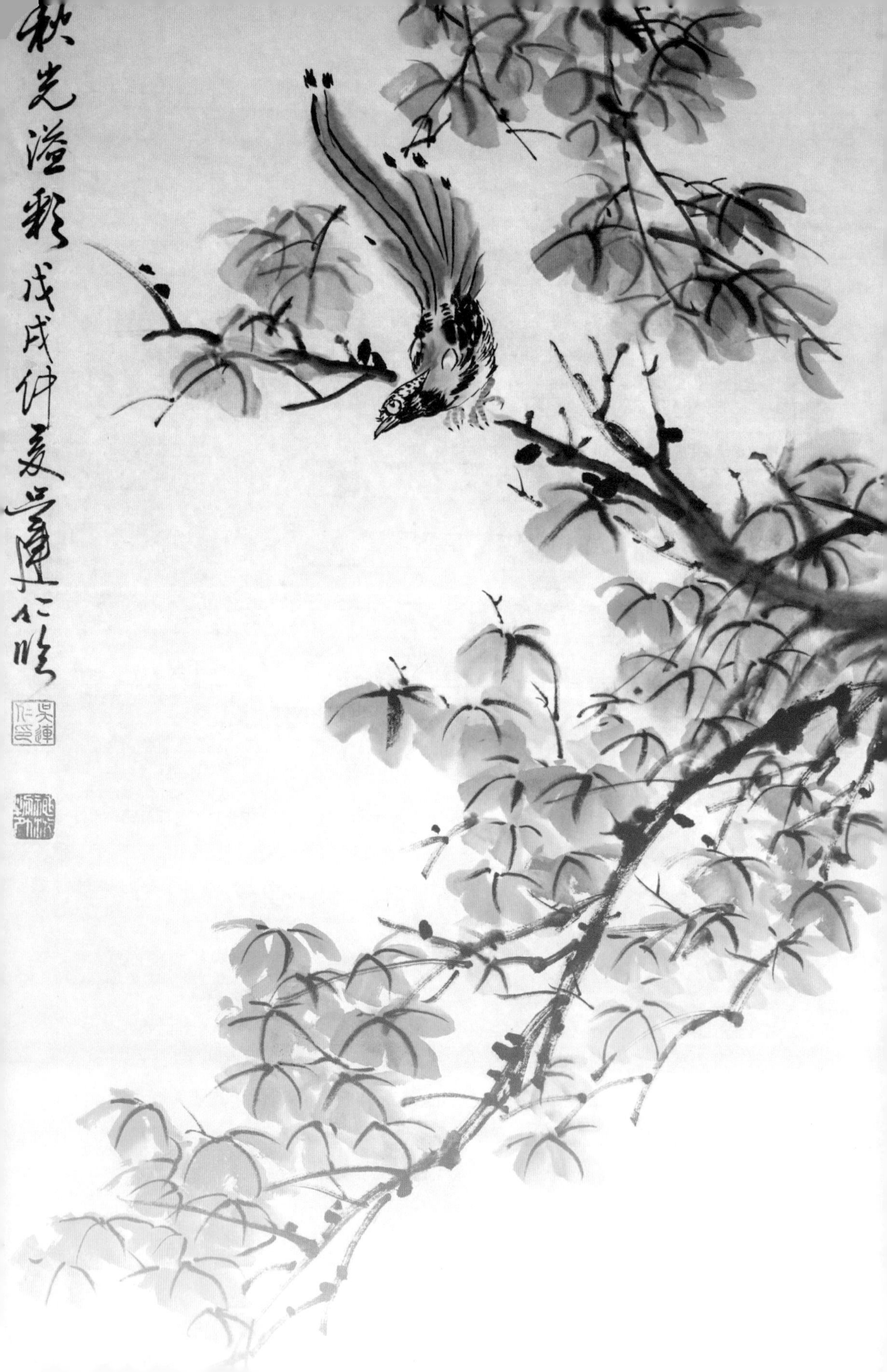
秋光溢彩
戊戌仲夏吴运仁

伤寒

相传在东汉末年，“医圣”张仲景辞官回乡，正好赶上冬至这一天。他看见家乡的老百姓饥寒交迫，很多人的耳朵都冻伤了，还因为受寒而生病，病死的人很多。张仲景是闻名遐迩的神医，他在当地搭了一个医棚，支起一口大锅，煎熬羊肉、辣椒和祛寒药材，用面皮包成耳朵形状，煮熟之后赠送给穷人。后来，百姓们模仿制作，食疗御寒，治好了冻耳，还取了名字，叫作“饺耳”或“饺子”。

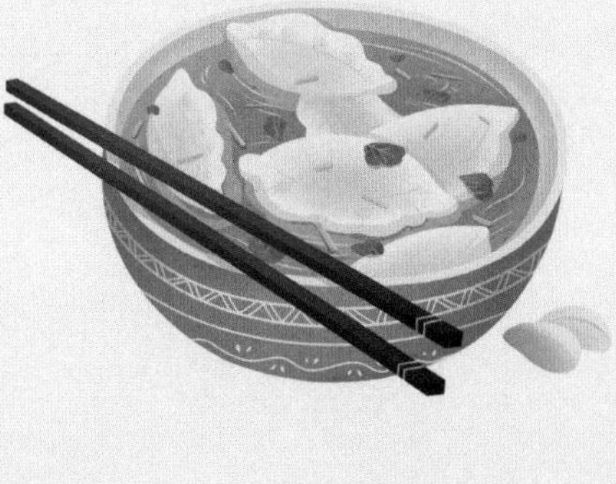

经典原文

〔1〕

余宗族素多，向余二百，建安纪年以来，犹未十稔（rěn），其死亡者，三分有二，伤寒十居其七。

——《伤寒杂病论》原序（汉·张仲景）

〔2〕

百病之急，无急于伤寒。

——校订《伤寒论·序》（宋·高保衡、孙奇、林亿等）

知识解读

〔1〕张仲景的家本来是个大家族，人口多达二百余人。自建安初年以来，不到十年间，有三分之二的人因患病而死去，其中死于伤寒者竟占十分之七。

〔2〕在所有疾病中，疫病是最迫切需要解决的病证。

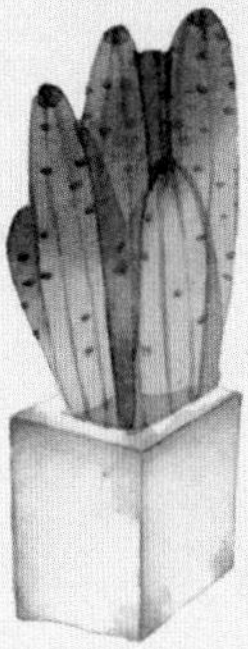

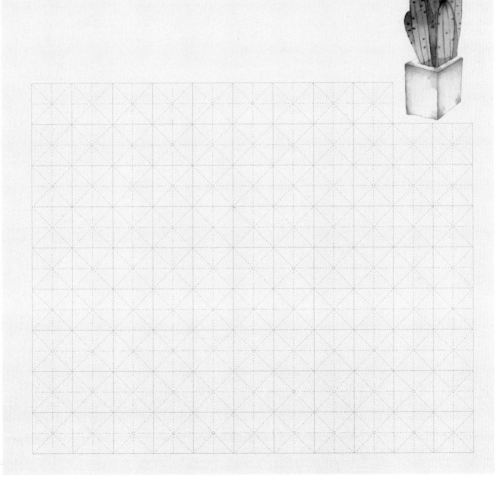

〔3〕

今夫热病者，皆伤寒之类也。

——《素问·热论》

〔4〕

冬时严寒，万类深藏，君子固密，则不伤于寒，触冒之者，乃名伤寒耳。

——《伤寒论·伤寒例》（汉·张仲景）

〔3〕伤寒，有广义和狭义之分。广义伤寒，是指一切外感发热类疾病。

〔4〕狭义伤寒，是指严寒冬季，万物深藏，懂得养生的人能顺应自然而加以防护，所以不会被寒邪所伤。如果不小心感受了寒邪，这就叫伤寒。

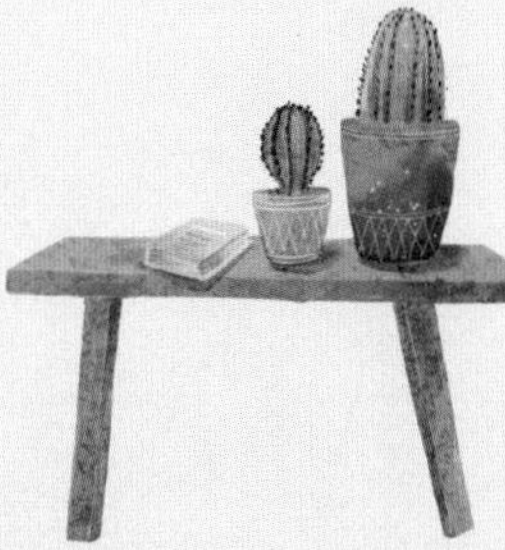

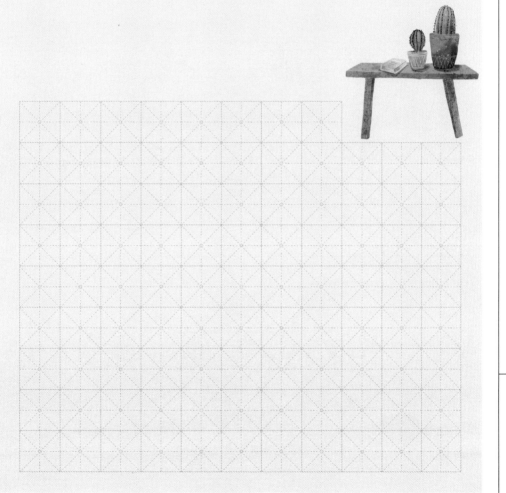

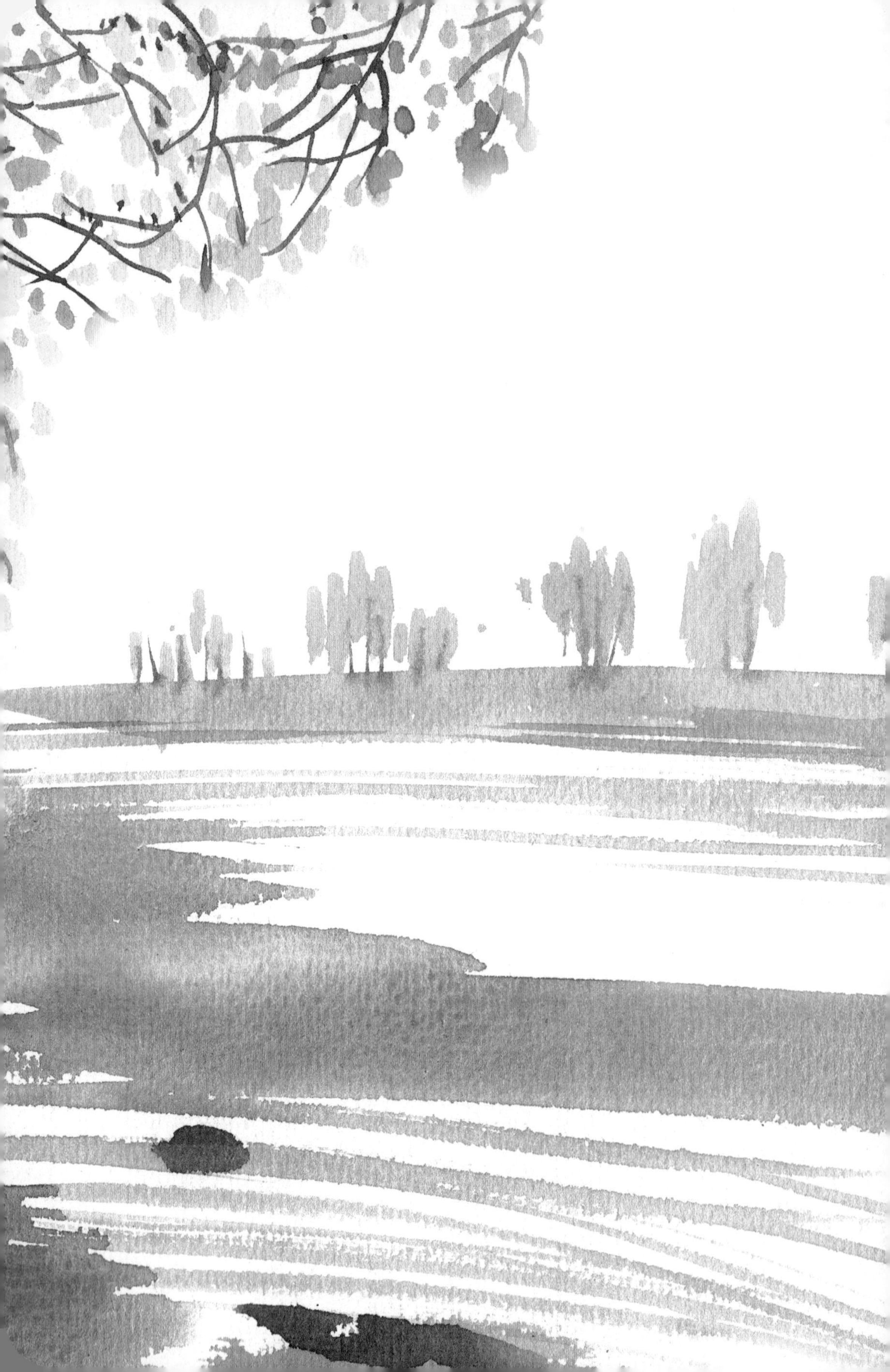

温病

在中国古代文学史上，汉末的“建安七子”是小有名气的“偶像团”。然而，七子中除了孔融被曹操所杀、阮瑀病逝外，其余五人陈琳、徐干、应玚、刘桢、王粲均死于建安二十二年（217 年）。那一年有何玄机?

“建安二十二年，疠气流行。家家有僵尸之痛，室室有号泣之哀。”原来，这五位都死于瘟疫。那一年，曹丕陆续收到了五子病殁的噩耗，痛哭“知音断矣”。在王粲的葬礼上，他做了个惊世骇俗的举动，召唤宾客学驴叫，为爱听驴叫的王粲送行。哀戚的驴叫声此起彼伏，留下了“驴鸣送葬”的典故。

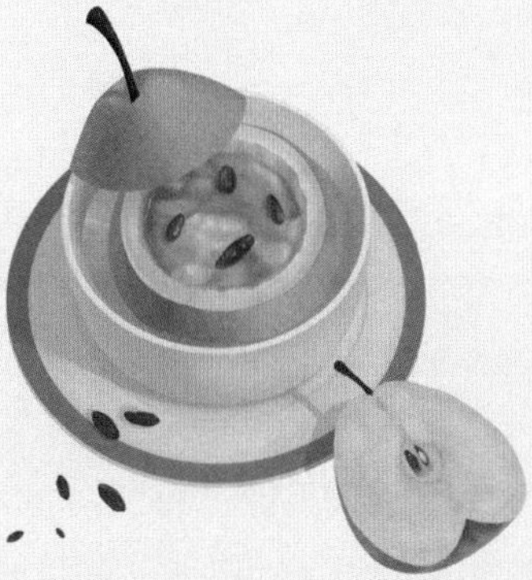

经典原文

〔1〕

wēn yì

瘟疫之为病，非风非寒非暑非湿，乃天地间别有一种异气所感。

——《温疫论》（明·吴有性）

〔2〕

冬伤于寒，春必温病。

——《素问·生气通天论》

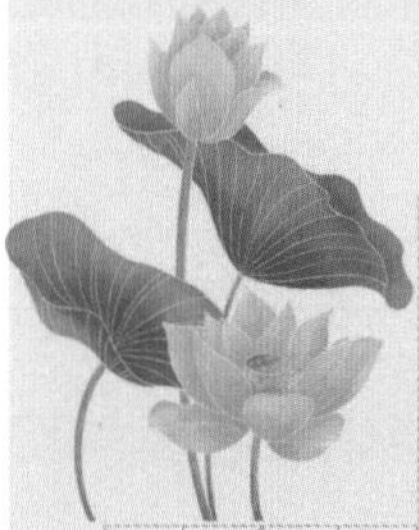

知识解读

〔1〕中医学所谓温病包括急性传染病、急性感染和一些以发热为表现的疾病。而瘟疫是温病中具有强烈传染性、可引起大规模流行的一类疾病，与季节气候关系密切。温疫与其他疾病不同，不是由六淫邪气等引起，而是一种从口鼻侵入人体、在人群内相互传染、形成广泛流行的特殊疾病，又称“戾气”“疠气”。不同季节会出现不同的疠气，人与禽畜都可患病。

〔2〕冬季，人体感受寒邪，邪气侵入，藏于体内，冬去春来发展为温病。

〔3〕

温邪上受，首先犯肺，逆传心包。

——《温热论》（清·叶桂）

〔4〕

凡病温者，始于上焦，在手太阴。上焦病不治则传中焦，胃与脾也。中焦病不治，即传下焦，肝与肾也。

——《温病条辨》（清·吴瑭）

〔3〕清代医家叶桂（字天士，号香岩）在其著作《温热论》中指出，肺位于人体上部，开窍于鼻，温热病从鼻入肺，传至心包。几百年前对温热病的认识与我们今天所见新冠肺炎等急性上呼吸道传染病的发展过程相一致，说明我国古代医家对传染病进行了充分的研究。

〔4〕温病开始于肺脏（手太阴指手太阴肺经，是肺脏所主经脉），肺脏失治传至脾胃，脾胃不治则下传肝肾。这是温病大家吴瑭（字鞠通）在研究前人理论的基础上，创立的温热病“三焦辨证”理论的核心。

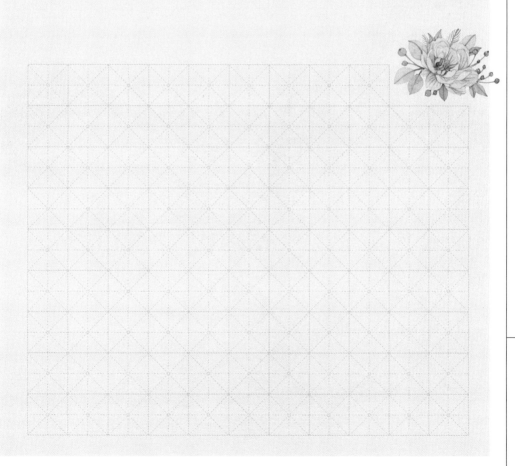

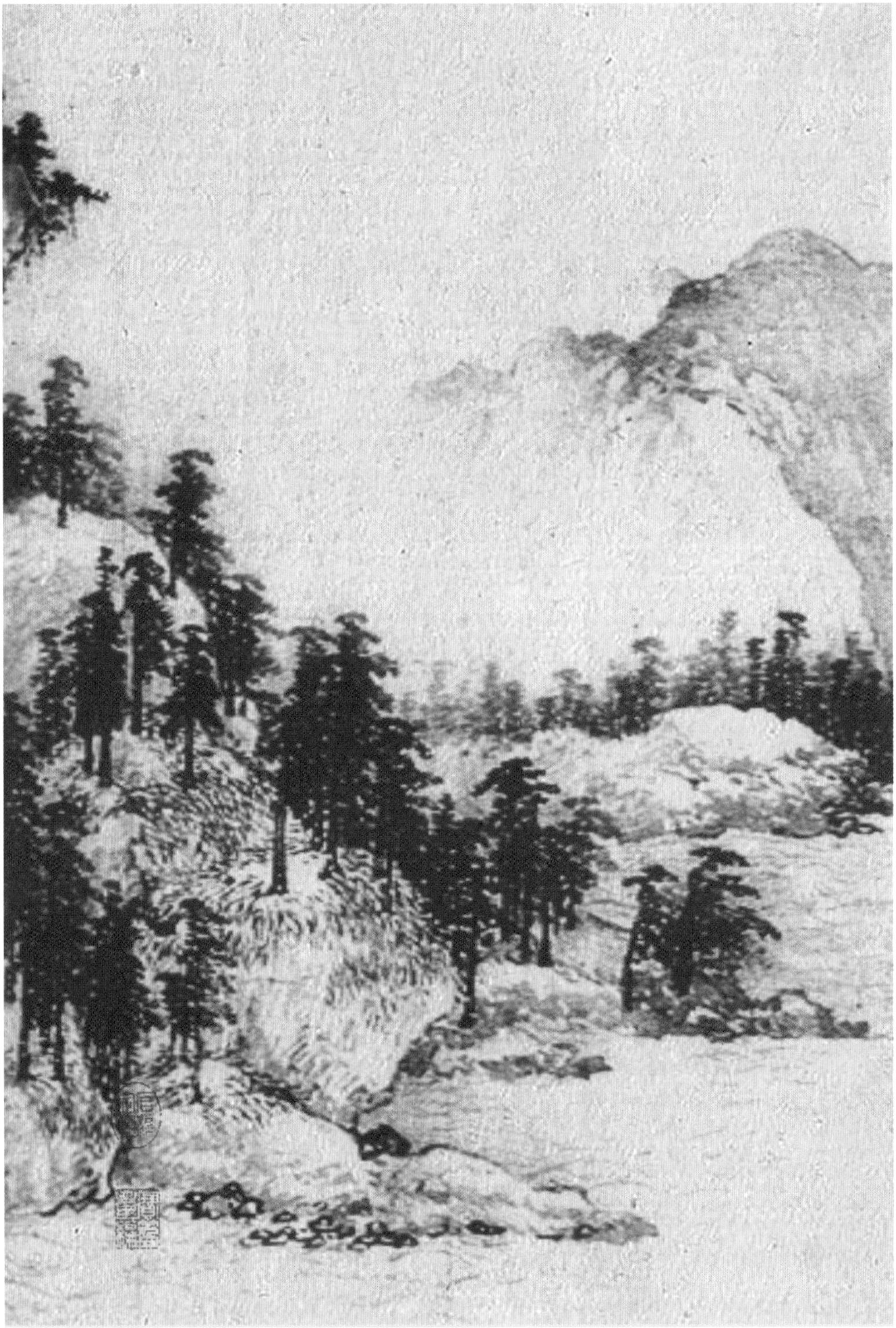

第三篇

诊疗措施

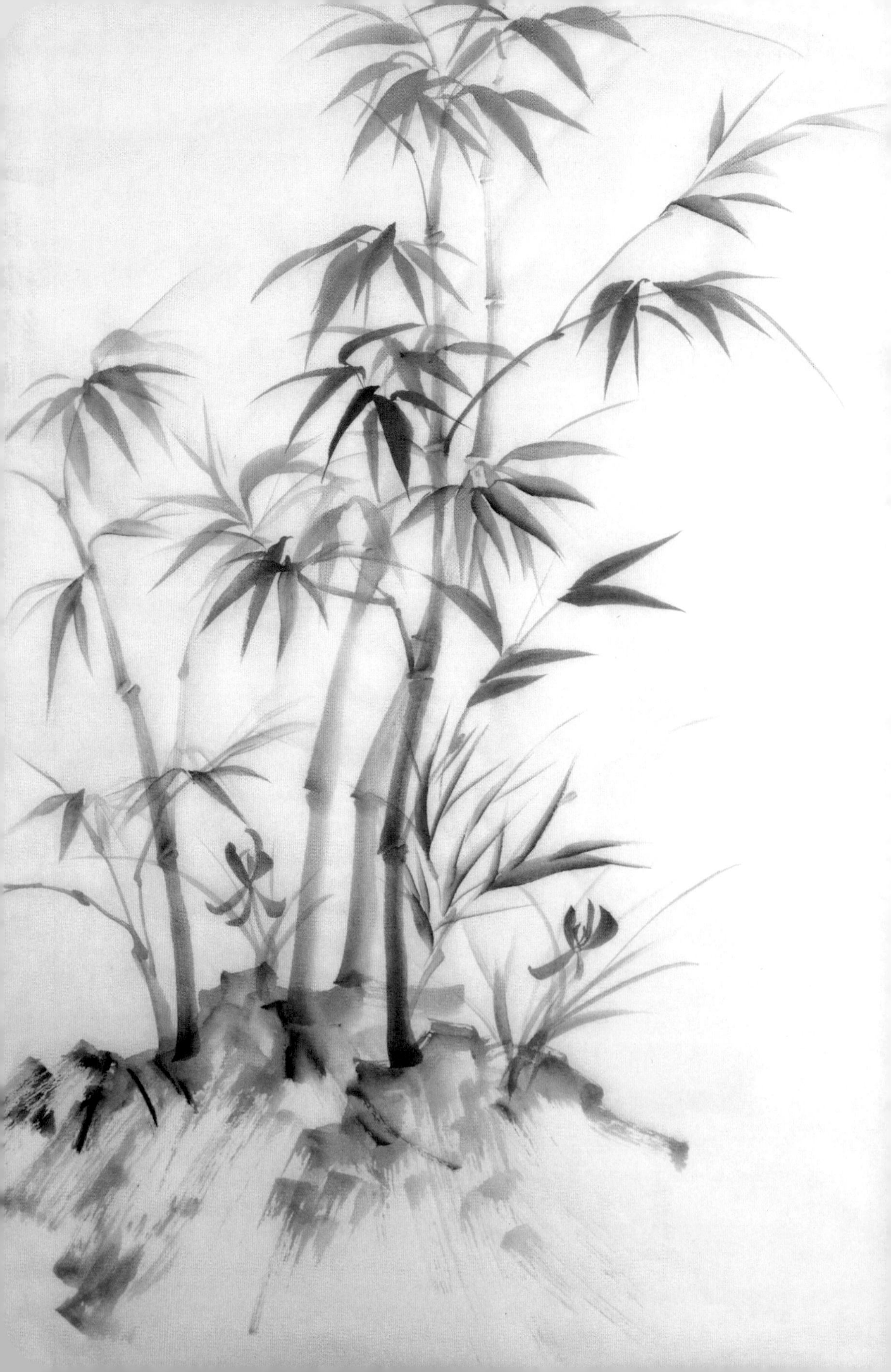

四诊合参

生活中我们是不是常听到这样的话：“你最近怎么脸色不好？”“你脸色不错，有什么好事啊？”这里“脸色”是指面部的颜色。就算不是医生，我们也可以通过望面色猜出对方的身体状况。中医学认为，人体的内部与外部是统一的整体，身体内部的变化可在身体外部有所体现。望诊是中医学非常重要的诊断方法，是四诊之一，我们可以形象地理解为察“颜”观色。

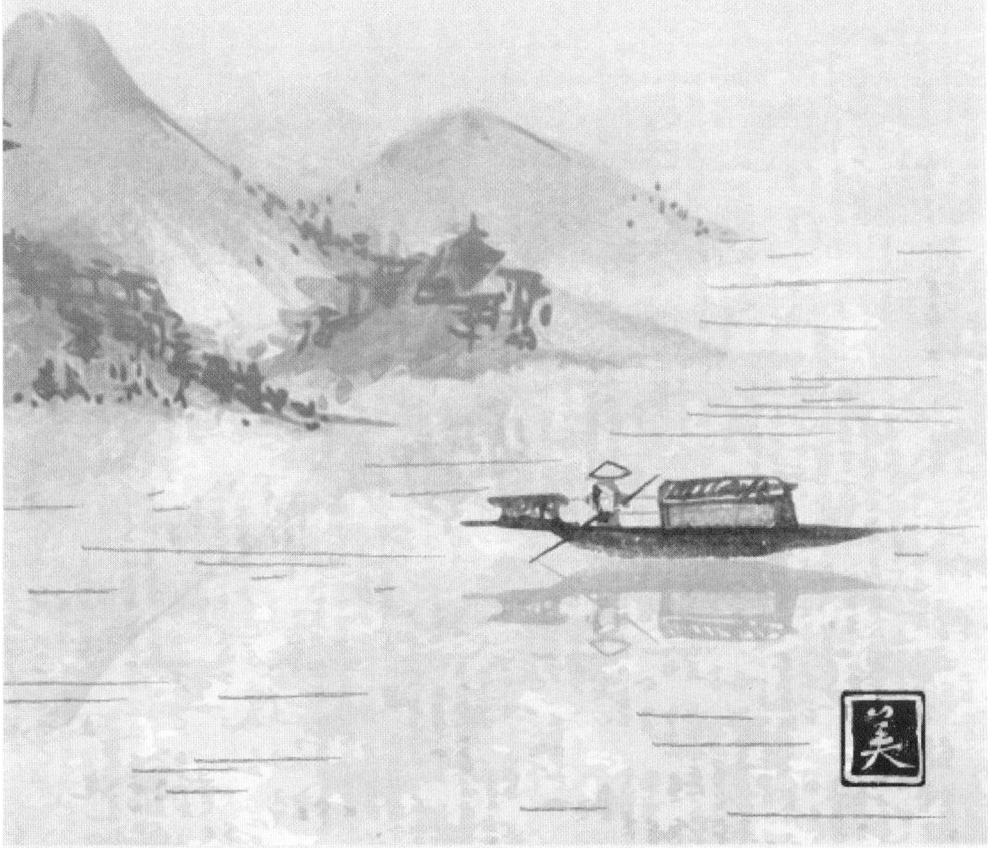

经典原文

〔1〕

视其外应，以知其内脏，则知所病矣。

——《灵枢·本脏》

〔2〕

持脉之要有三，曰举、按、寻。

——《诊家枢要》（元·滑寿）

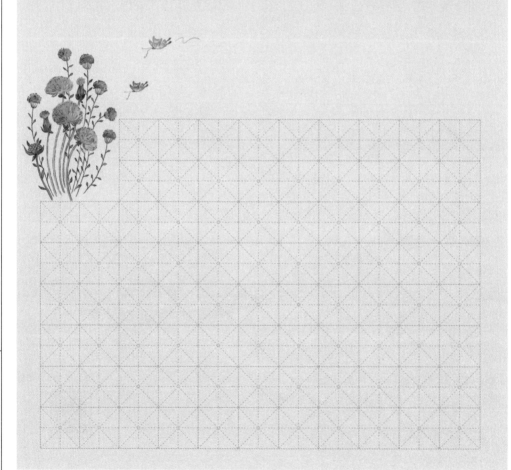

知识解读

〔1〕诊法是中医学诊察疾病、收集病情资料的基本方法，包括望、闻、问、切四法，简称“四诊”。中医学在诊察疾病时，通过验舌、望面、察神、切脉等方法观察人体的形体、五官、面色、脉象等外在的异常表现，从而推测内在脏腑的病变。

〔2〕医生通过切按病人体表动脉搏动了解病情的方法，称为脉诊。脉诊是中医四诊中切诊法的一种，根据手指用力轻重的不同，有举、按、寻之分。以较轻的指力按在皮肤上体察脉象，称为举法；以较重的指力深按至腕部筋骨，称为按法；手指从轻到重，再从重到轻，调节最适当的指力，寻找脉动最明显部位的方法，称为寻法。举、按、寻相互配合，体察脉象，可以帮助医生了解病情，做出正确的诊断。

〔3〕

一问寒热二问汗，三问头身四问便，五问饮食六问胸，七聋八渴俱当辨，九问旧病十问因，再兼服药参(cān)机变，妇人尤必问经期，迟速闭崩(bēng)皆可见，再添片语告儿科，天花麻疹全占验。

——《十问篇》（明·张介宾著；清·陈念祖修改）

〔3〕问诊就是询问患者健康状况、发病经过及自觉痛苦与不适症状的方法。明·张介宾在总结前人问诊经验的基础上编写了《十问篇》（《景岳全书·传忠录》）以便记诵，清·陈念祖将其改为“十问歌”。

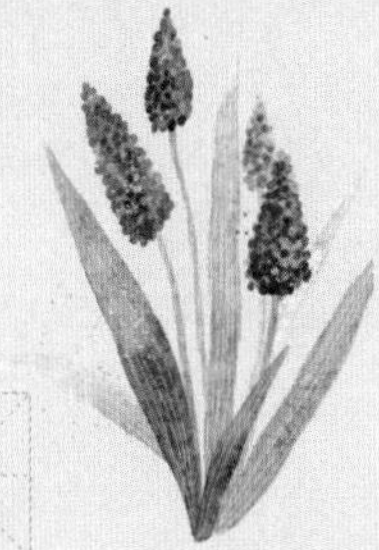

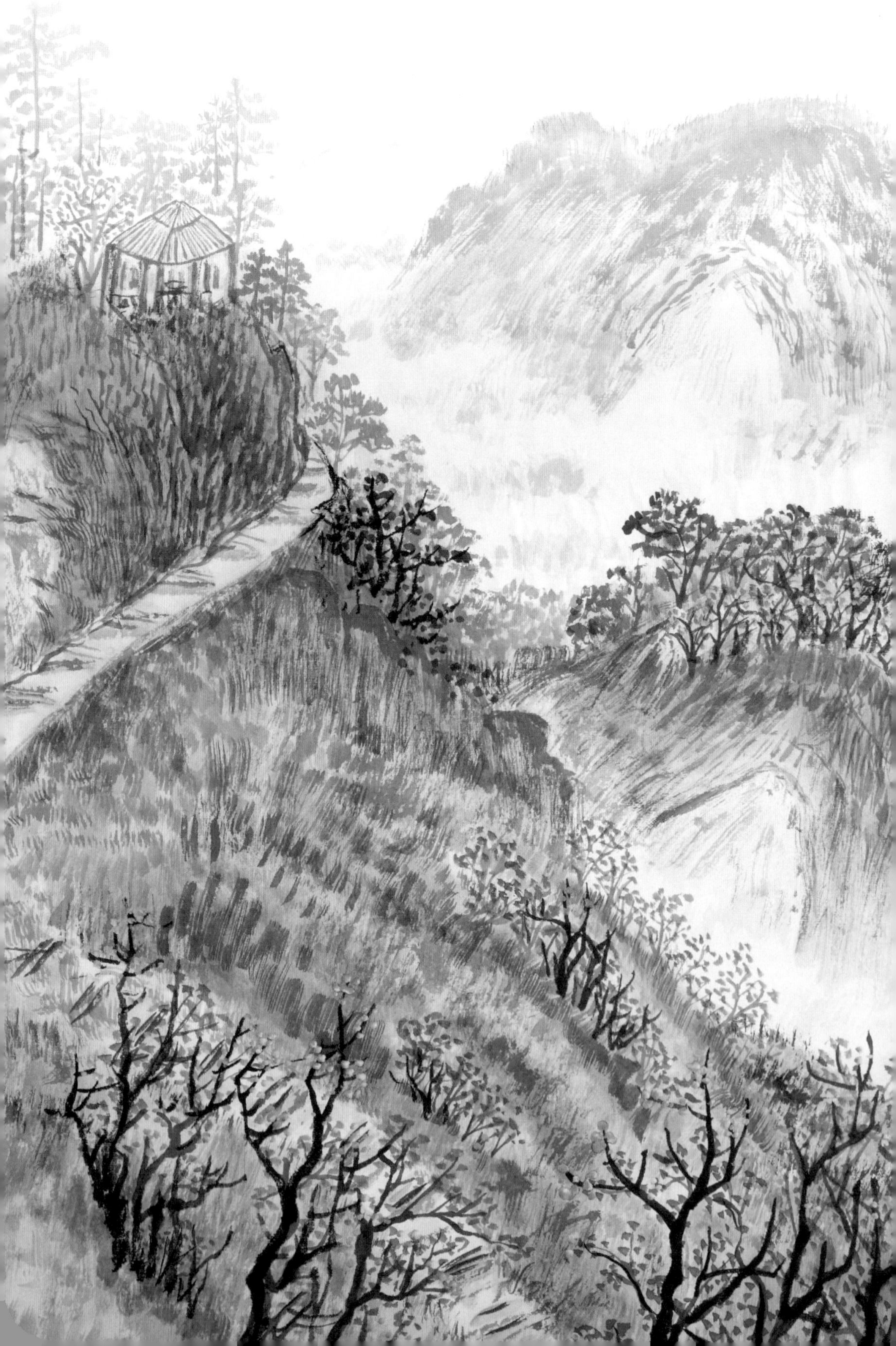

辨证论治

一天，州官倪寻和李延病了，一齐找华佗看病。两人症状相同，都表现为头疼。华佗仔细检查后却给他们开了不同的方药。二人非常奇怪，向华佗讨教。华佗解释道：“倪寻昨天赴宴感到有点不舒服，今天出现头疼发热，这是饮食所伤，应该通肠胃；而李延是因为外感风寒受凉引起感冒发热，应该发汗。病情表面虽差不多，但应辨别疾病的性质，同病异治。”

二人觉得华佗的话非常有道理，回去吃下药，第二天两人的病都好了。

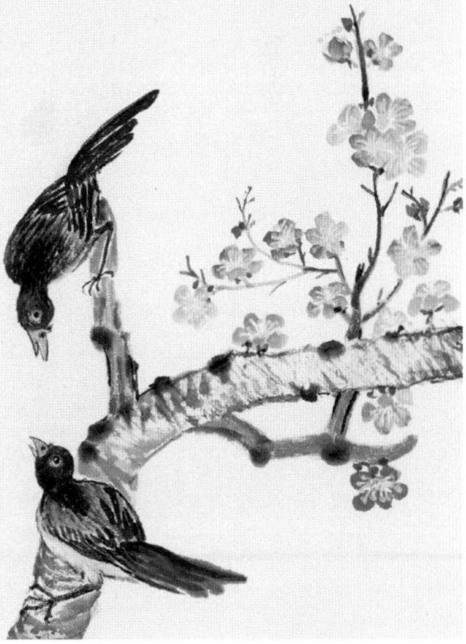

经典原文

〔1〕

缓则治其本，急则治其标。

——《本草纲目·标本阴阳》（明·李时珍）

〔2〕

shèng
盛者泻之，虚者补之。

——《灵枢·经脉》

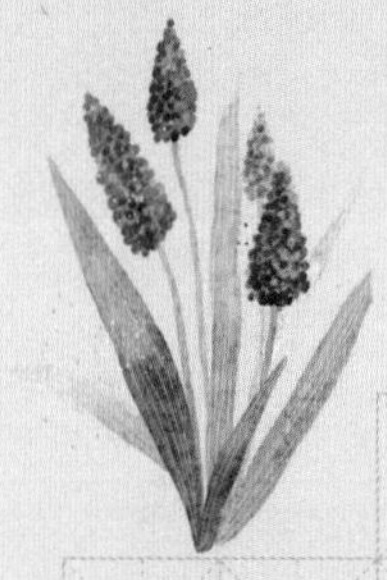

知识解读

辨证论治，是将望、闻、问、切四诊收集的信息，进行综合分析，做出诊断，从而确定治疗方法的过程。它所强调的因人施治的诊疗原则突出体现了中医学以人为本的思想，是中华民族优秀传统文化在中医学的延伸。

〔1〕凡是慢性病要从治疗病根入手，而急性病则应首先治疗急性症状。

〔2〕某种致病因素太过，超出机体所限而发病，应当采用泻法治疗；反之，若机体因虚弱而致病，则应采用补法治疗。

〔3〕

益火之源，以消阴翳（yì）；壮水之主，以制阳光。

——注释《素问》（唐·王冰）

〔4〕

恐炉烟虽息，灰中有火也。

——《温热论》（清·叶桂）

〔3〕用补阳法治疗阳虚生寒的病证，用补阴法治疗阴虚发热的病证。

〔4〕温热病患者恢复期，虽然症状减轻，但体内仍有残余之火。这时，不可服用补品。若过早进补，就像炉灰中的火苗借势复燃一样，会导致热病复发。

这个理论蕴含了丰富的哲学理念，可以推演生活、学习的诸多方面。

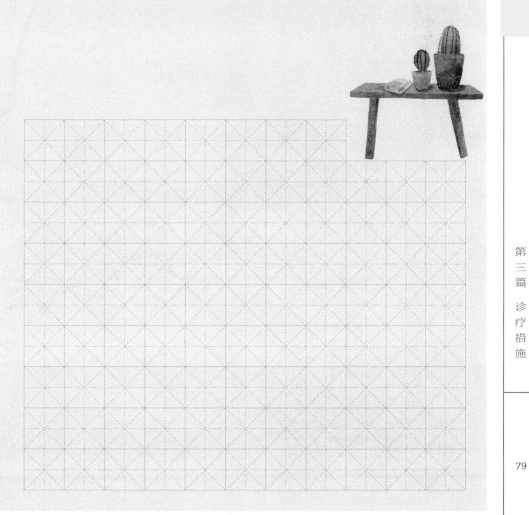

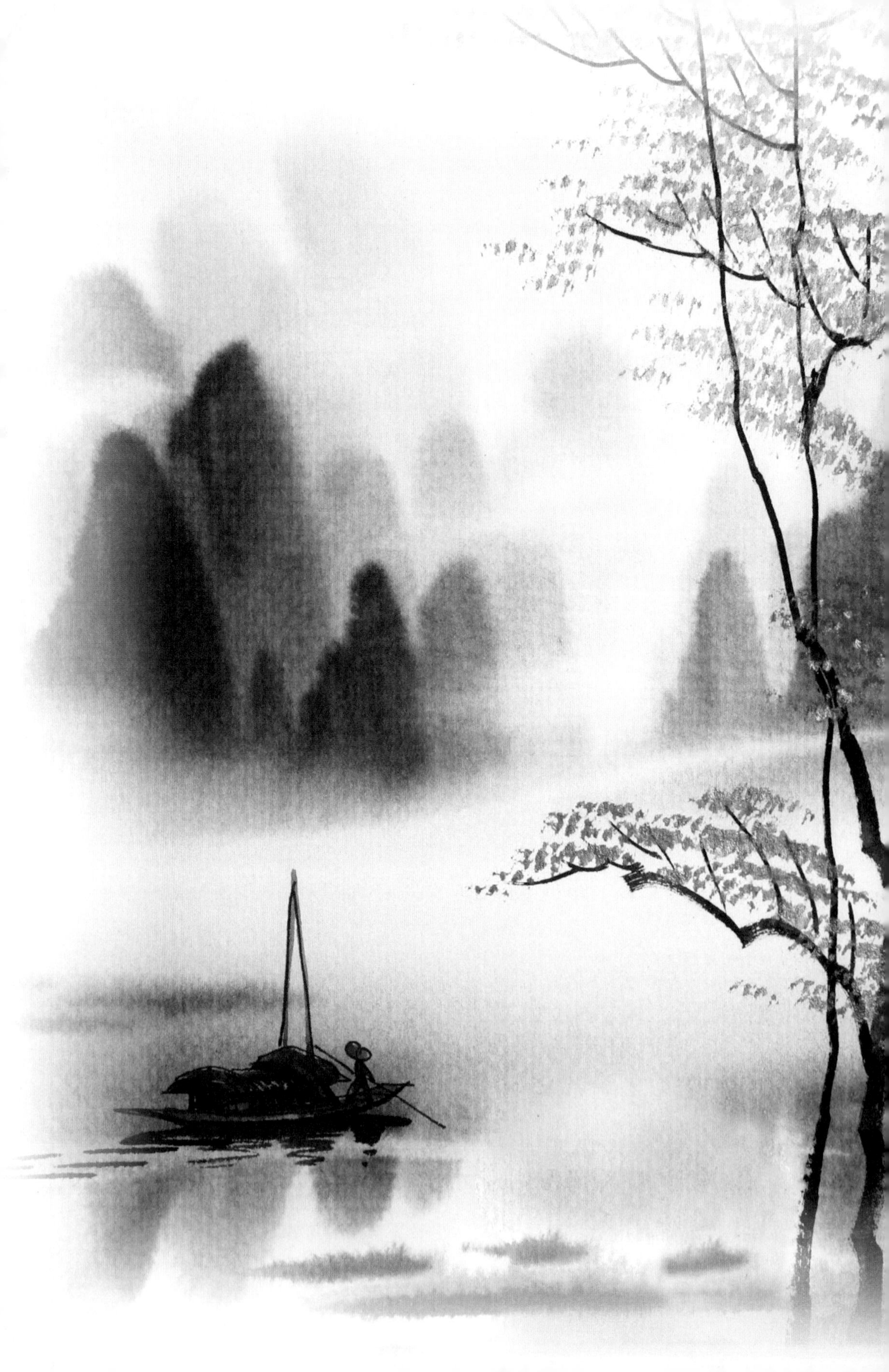

流派争鸣

金代刘完素自幼聪慧好学，喜欢读书。25岁时，其母重病，他曾经三次去请医生，均未请到，母病恶化而死。刘完素悲痛欲绝，恨自己不懂医术而痛失母命。于是，他立志拜师学医，学成后独立行医，主寒凉攻邪之法，声名鹊起，开创了金元时期重要的医学流派“河间学派”。

元代朱震亨受业于刘完素的再传弟子罗知悌。他在研习《素问》《难经》等经典著作基础上，遍访名医，著书立传，成为融诸家之长的一代名医，与刘完素、张从正、李杲并称为“金元四大家”。

几千年来，中医学根据不同地域、不同治法，形成了众多独具特色的医学流派。他们各有所长，师古而不泥古，兼容并蓄，百家争鸣，促进了中医药的传承与发展，在中国医学史上占有重要地位。

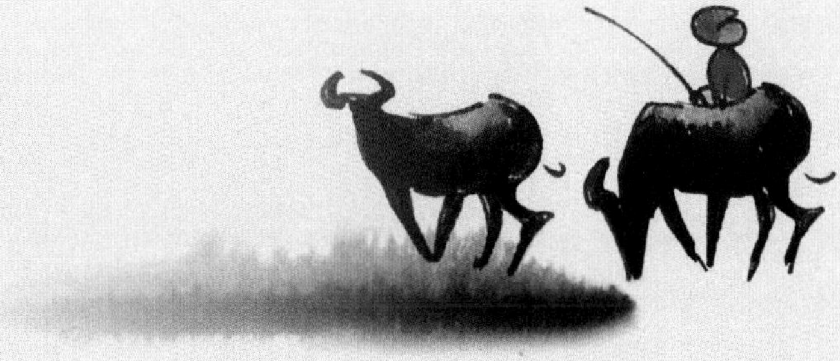

经典原文

〔1〕

六气皆从火化。五志过极皆能化火。

——《素问玄机原病式》（金·刘完素“寒凉派”）

〔2〕

病由邪生。养生当论食补，治病当用药攻。

——《儒门事亲》（金·张从正“攻邪派”）

知识解读

金元时期是中医药发展史上群星璀璨、医著丰硕的时期，金元四大家刘完素、张从正、李杲、朱震亨写下了大量流传后世的经典著作。

〔1〕金·刘完素（字守真，后人尊称刘河间）：主张火热论，提出“火”是疾病的主要病机，治疗多用寒凉之法，后人称为“寒凉派”。代表著作为《素问玄机原病式》(1182年)。

〔2〕金·张从正（字子和，号戴人）：倡导攻邪论，治疗中多用发汗、涌吐、泻下的方法，后人称为“攻邪派”。代表著作为《儒门事亲》(1224年)。

〔3〕

内伤脾胃，百病由生。

——《脾胃论》（金·李杲“补土派”）

〔4〕

阳常有余，阴常不足。

——《格致余论》（元·朱震亨“滋阴派”）

〔3〕金·李杲（字明之，自号东垣老人，后人尊称李东垣）：提倡脾胃论，善用温补脾胃之法，后人称为“补土派”。代表著作为《脾胃论》(1249年)。

〔4〕元·朱震亨（字彦修，后人尊称朱丹溪）：力倡相火论，治疗善用“滋阴降火”，后人称为“滋阴派”。代表著作为《格致余论》(1347年)。

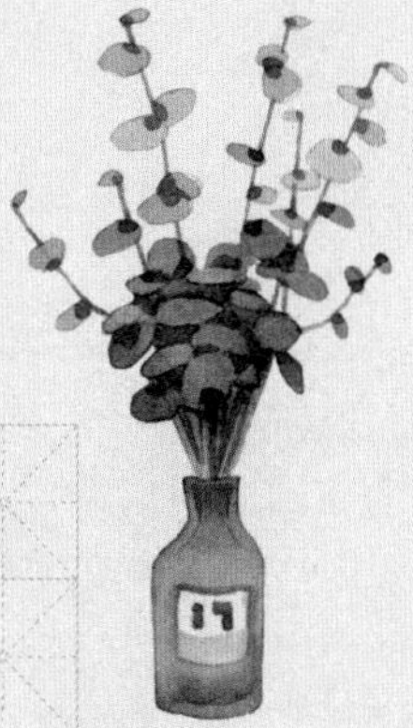

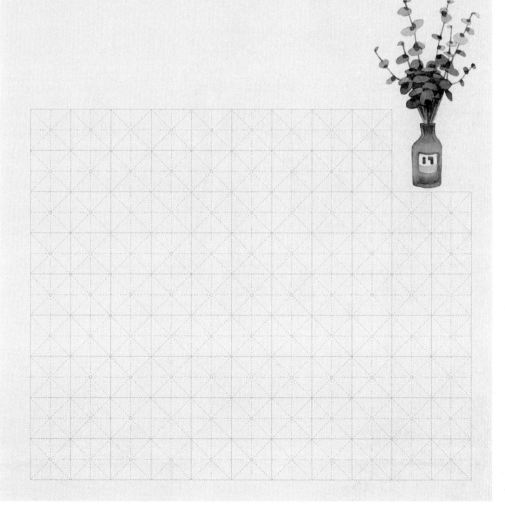

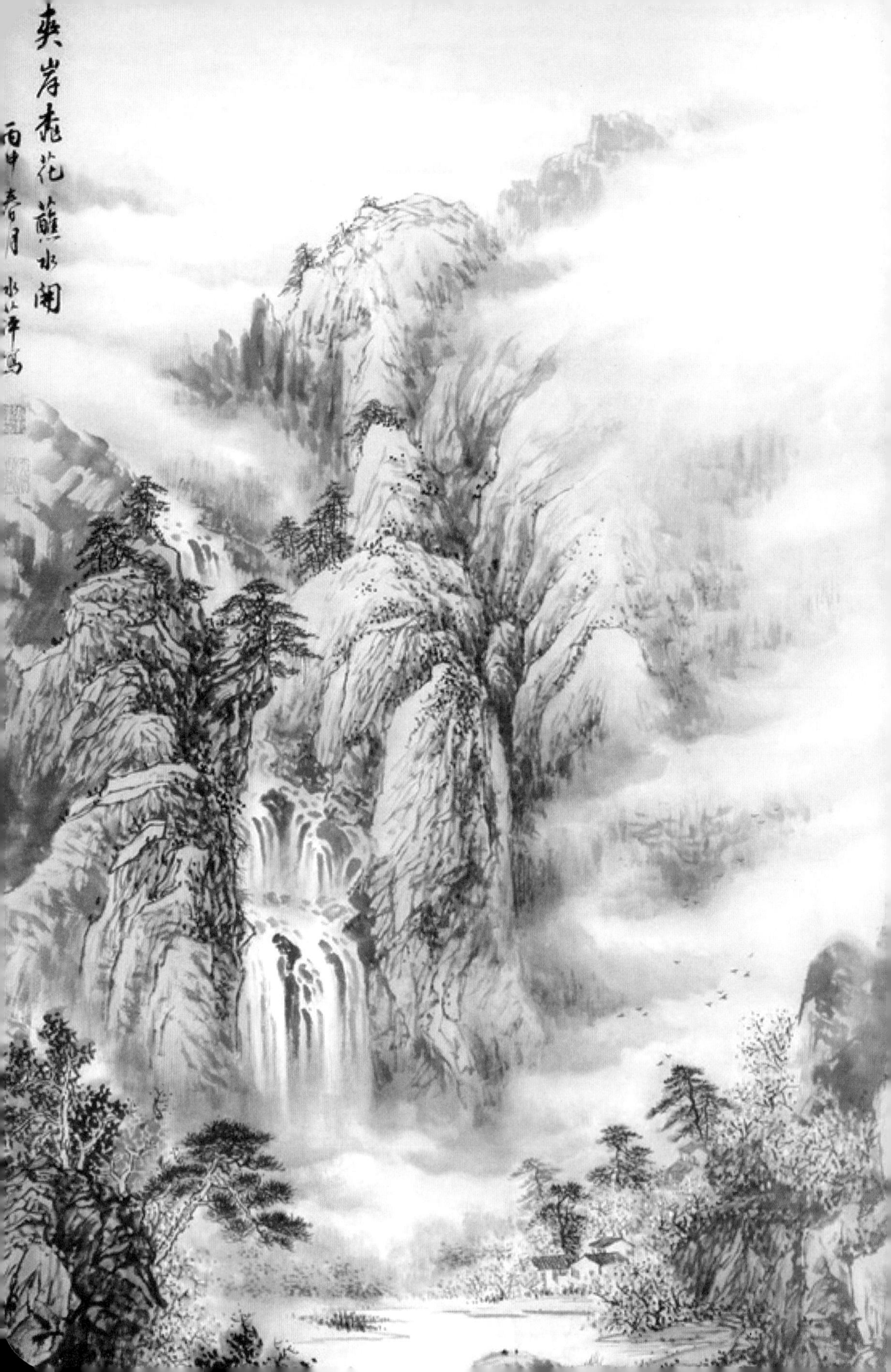
夹岸桃花蘸水开
丙申春月

汤液本草

神话传说中，神农氏为了给百姓治病，到山林里去采药，然后亲口尝试各种草药，辨别它们的药性。他还有一条神鞭叫“赭鞭”，用它鞭打草药，这些草药有毒无毒、是寒是温就能表现出来。神农氏为了消除百姓的疾苦，延长他们的寿命，誓言尝遍所有草药，也因此多次中毒，最后因尝断肠草而逝世。后来，人们为了纪念他的功绩，敬奉他为“药王神”。

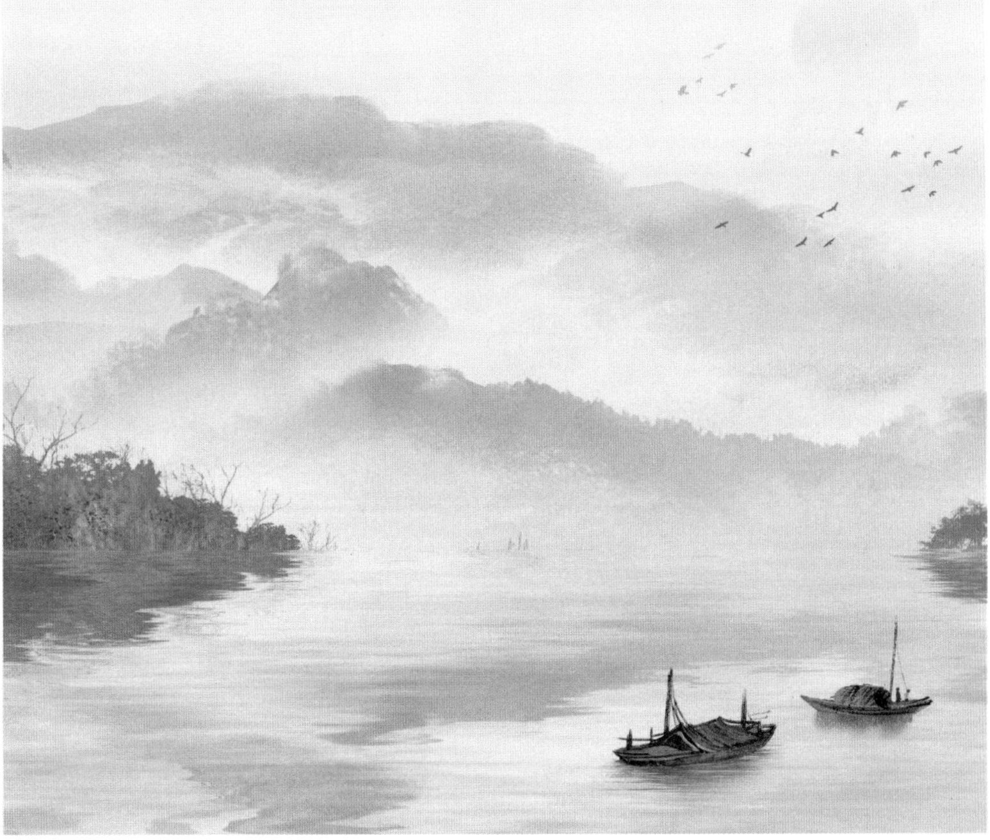

经典原文

〔1〕

五药，草、木、虫、石、谷也。

——《神农本草经》

〔2〕

主病之谓君，佐君之谓臣，应臣之谓使，非上下三品之谓也。

——《素问·至真要大论》

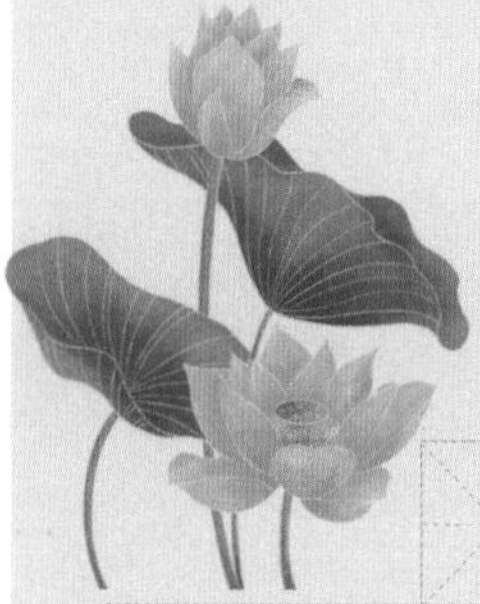

知识解读

“点兵点将，骑马打仗。” 菊花、薄荷、甘草、山楂、连翘……百草园里随处可见的这些药用植物想必大家都熟悉。它们与“点兵点将”有何联系呢？这就要讲讲用药如用兵的中药处方了。中药治病，准确地说是以“方”治病，就是常说的“汤药”“方剂”“汤液”“汤方”。而“君臣佐使”的组方原则就像是我们常玩儿的游戏“点兵点将，骑马打仗”，选取适合的中药，组成方剂“阵队”，协同配合，共同打败疾病。

〔1〕中草药大体分五类：草类、木类、虫类、石类、谷类。

〔2〕“君臣佐使”本是讲官职，古代医药学家喻引为药物配伍组方，以国家严格的官职等级体制来说明方剂中各药彼此关系。君药是起主要治疗作用的药物，在方剂中，君药是首要的、不可缺少的；臣药和佐药的作用是辅助君药；使药是调和方中各药。它们各司其职，协同配合，发挥作用。

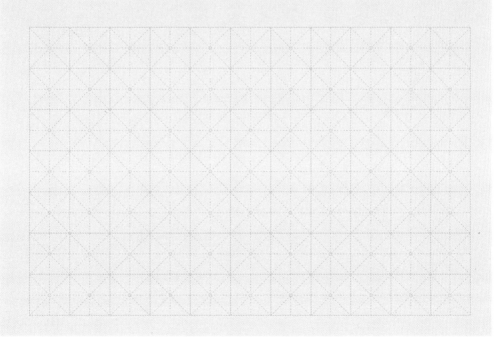

〔3〕

上药一百二十种，为君，主养命以应天，无毒。多服、久服不伤人。欲轻身益气，不老延年者，本上经。

——《神农本草经》

〔4〕

十八反歌诀：本草明言十八反，半蒌（lóu）贝蔹（liǎn）及攻乌。藻戟（jǐ）遂（suí）芫（yuán）俱战草，诸参（shēn）辛芍叛藜（lí）芦（lú）。

——《儒门事亲》（金·张从正）

〔3〕中药分为上、中、下三品。上品无毒，中品有小毒，下品毒性强。一百二十种无毒的中药都可作为君药调养人的身体，多用或长期服用也不会损害人体健康，可使人保持舒适的状态，神清气爽，延缓衰老。

〔4〕十八反十九畏是一些搭配在一起会产生副作用的药物，应禁忌合用：乌头（附子）反半夏、瓜蒌、贝母、白蔹、白及，甘草反海藻、京大戟、甘遂、芫花，藜芦反人参、沙参、丹参、玄参、细辛、芍药。

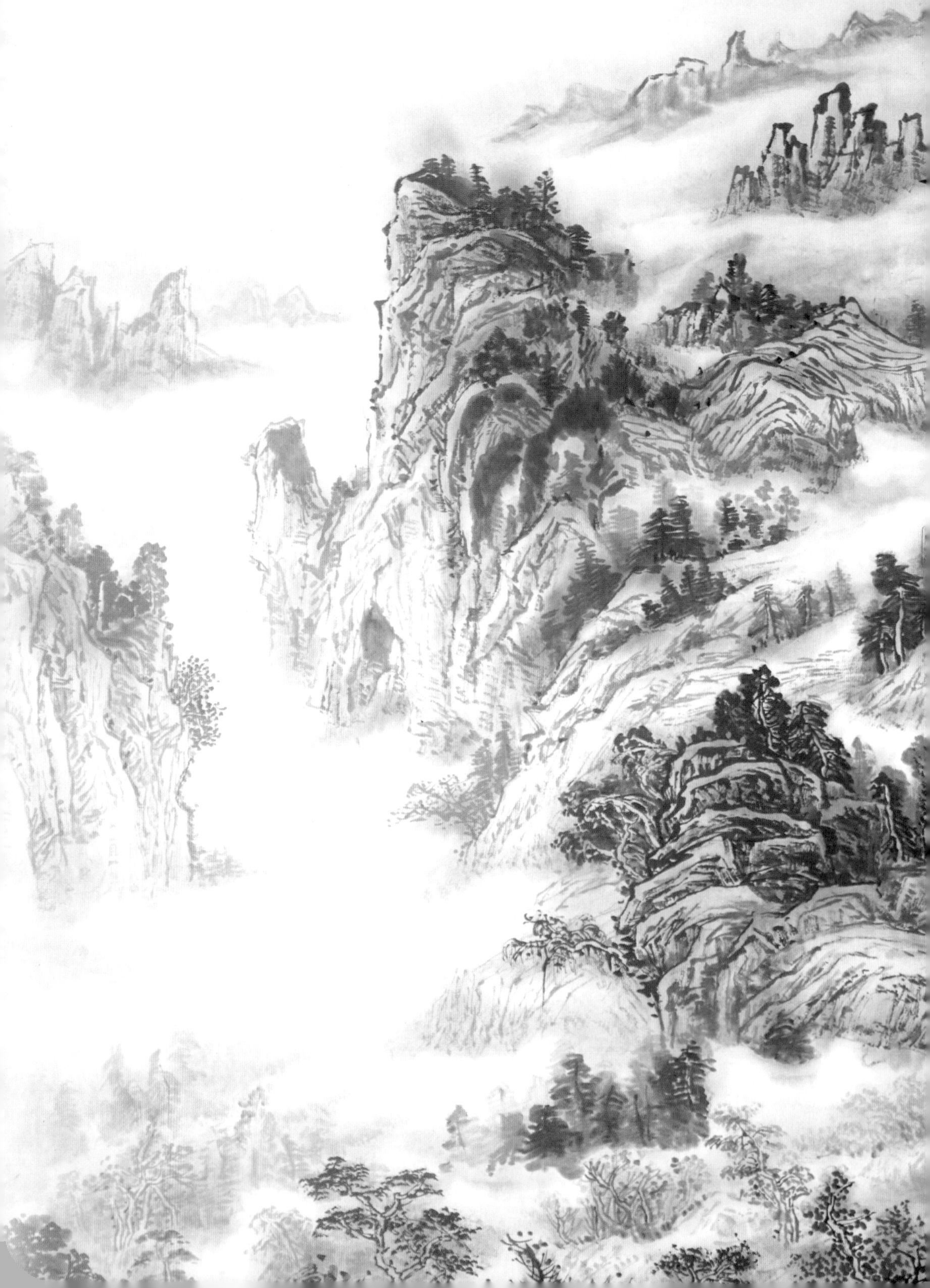

特色针灸

根据考古学家的研究，甲骨文中有这样的文字：一只手拿着尖锐的针状物刺向一人肿大的腹部。学者考证，这个字是“殷”字。说明在殷商时期先人就掌握了针刺治疗技术，用于穿刺脓肿、放出淤血等。在金属物普及之前，人们用的是石针，也称为“砭”。成语“针砭时弊”便由此而来。

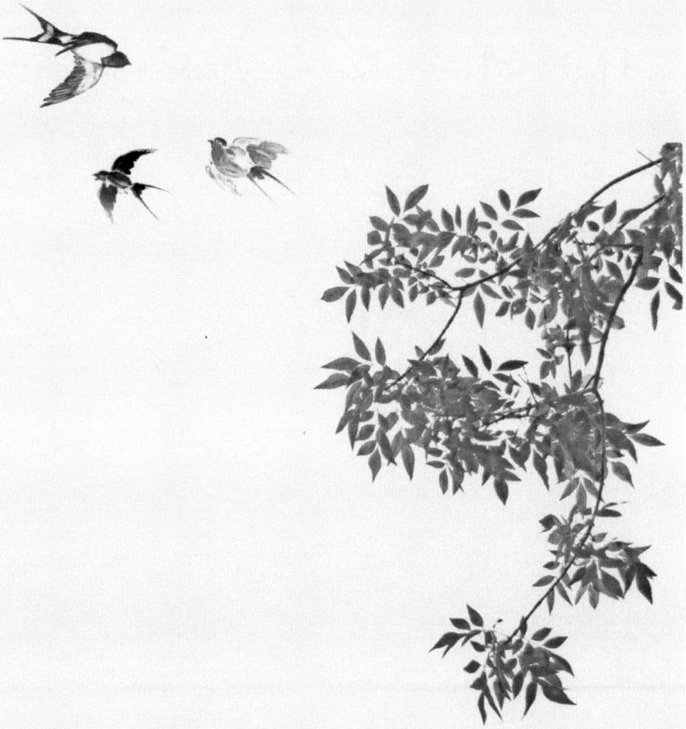

经典原文

〔1〕

刺之真，必先治神。

——《素问·宝命全形论》

〔2〕

用针之类，在于调气。

——《灵枢·刺节真邪》

〔3〕

针所不为，灸之所宜。

——《灵枢·官能》

〔4〕

凡病皆由血气壅滞，不得宣通。

针以开导之，灸以温暖之。

——《千金翼方》（唐·孙思邈）

知识解读

〔1〕所谓调神，一是指在针灸治疗前注重调理患者的精神状态；二是指在针灸操作过程中，医生精神专一，意守神气，使患者神情安定、平静，专注治疗。

〔2〕所谓调气，就是采用补虚泻实等针刺手法使经络气血调和。

〔3〕不适宜用针法治疗的疾病，可以用灸法治疗。

〔4〕疾病都是气血不通畅或不调和引起的，针法治疗可以调畅气血，灸法治疗可以温通血脉。

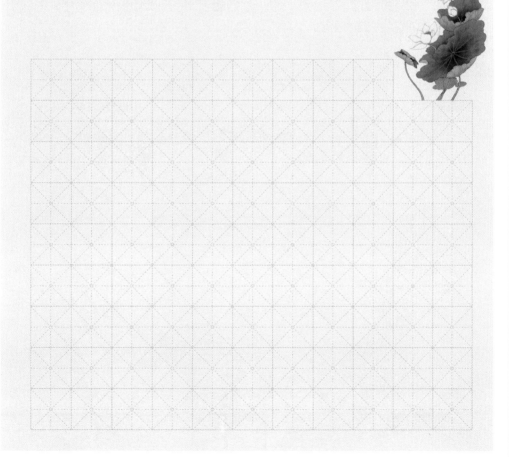

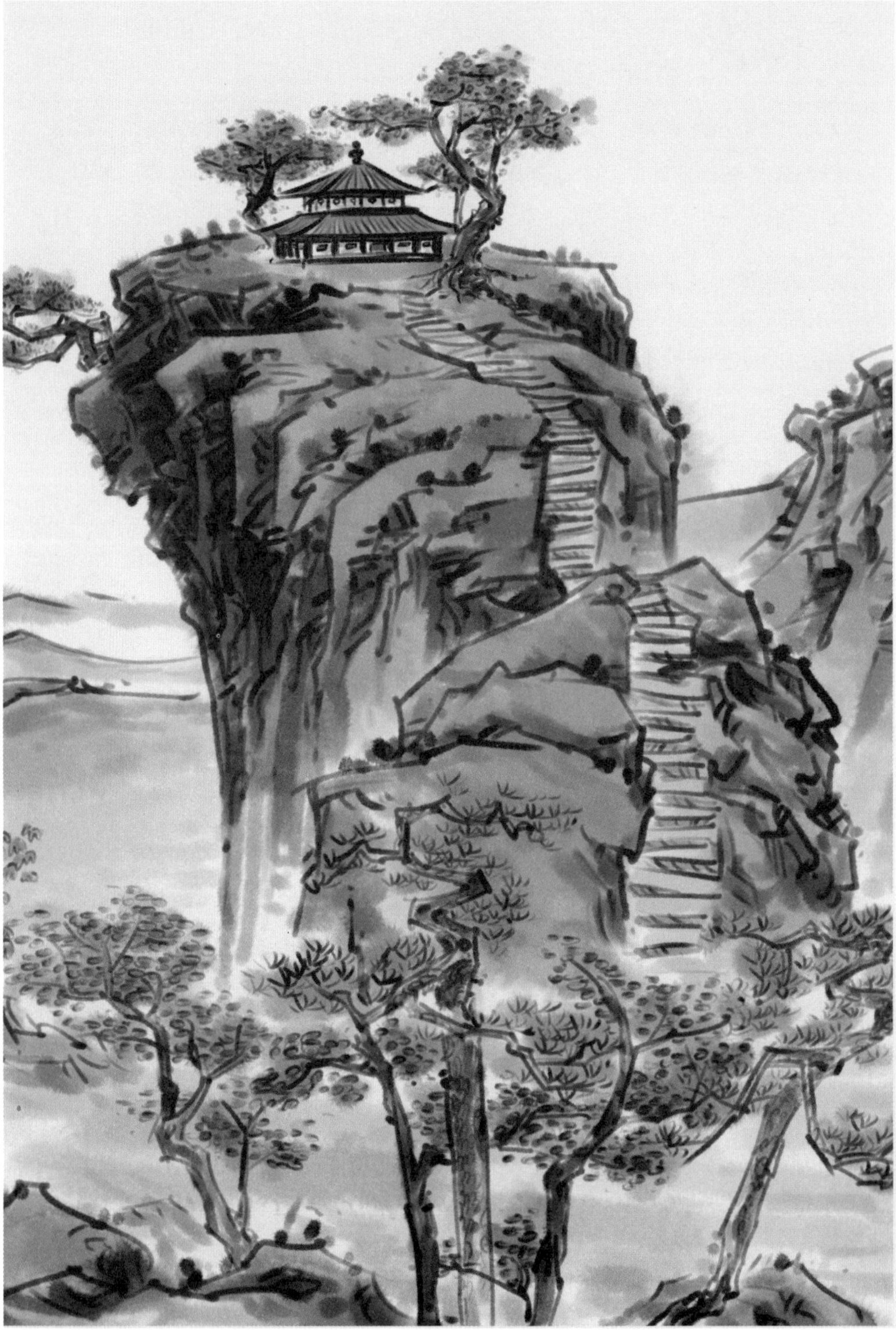

第四篇

医养结合

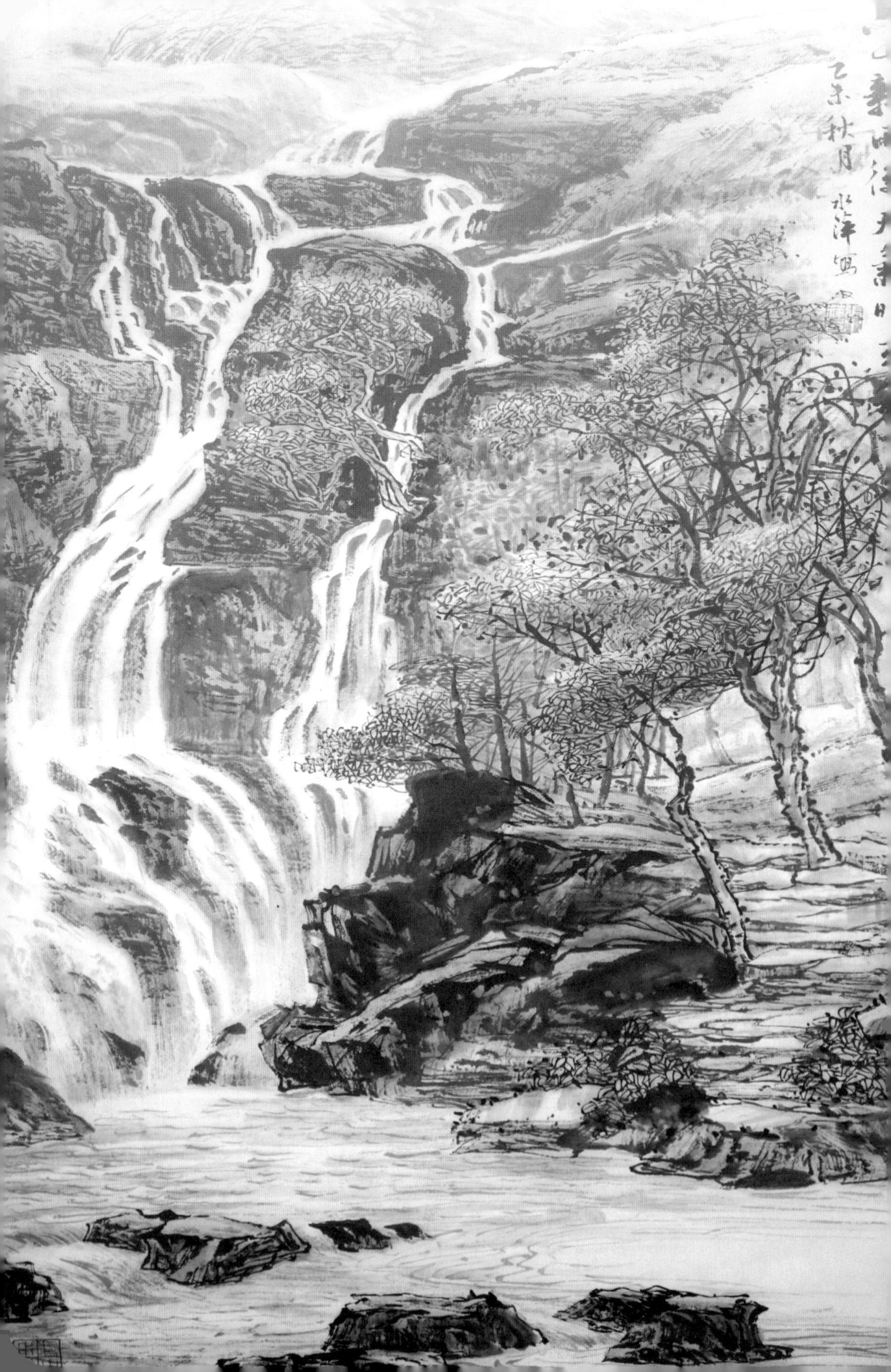

乙未秋月

调摄

“若要小儿安，三分饥与寒。”这句老话，是明代医生万全告诉我们的。小朋友脏腑娇嫩，肺脾不足，所以容易出现感冒、咳嗽等呼吸系统疾病或者消化不良、积食等消化系统问题。如果吃得太饱，胃肠超负荷工作，时间一长会不堪重负；如果穿得过暖，小朋友运动后出汗，一脱衣服，很容易着凉感冒。所以，适当的生活调摄，不仅家长要知道，小朋友们也应该了解一二。

经典原文

〔1〕

tián dàn

虚邪贼风，避之有时，恬惔虚无，真气从之，精神内守，病安从来。

——《素问·上古天真论》

〔2〕

jǐn tiáo

谨察阴阳所在而调之，以平为期。

——《素问·至真要大论》

〔3〕

我命在我不在天，全在人之调适。

qīng wū

卿等亦当加意，毋自轻摄养也。

——《三元参赞延寿书·饮食》元·李鹏飞

知识解读

〔1〕养生的基本原则：一是顺应四季时节，外避邪气；二是调养精神，保养正气。对外要避免邪气侵袭；对内要调养精神情志，避免情绪起伏，从而保养人体正气，防御疾病。

〔2〕认真细致地审察阴阳病变的所在，加以调整，就可以达到阴阳平衡的目的。

〔3〕长寿与否，并非天命注定，而在于我们自己的选择。纵观古今百岁老人长寿的奥秘，不外乎顺应自然界气候变化、保持乐观开朗的心态、注意饮食和生活起居、适当劳动和体育锻炼等。因此，只要在日常生活中持之以恒地注重自我养生保健，便可保持健康，延缓衰老，尽享天年。

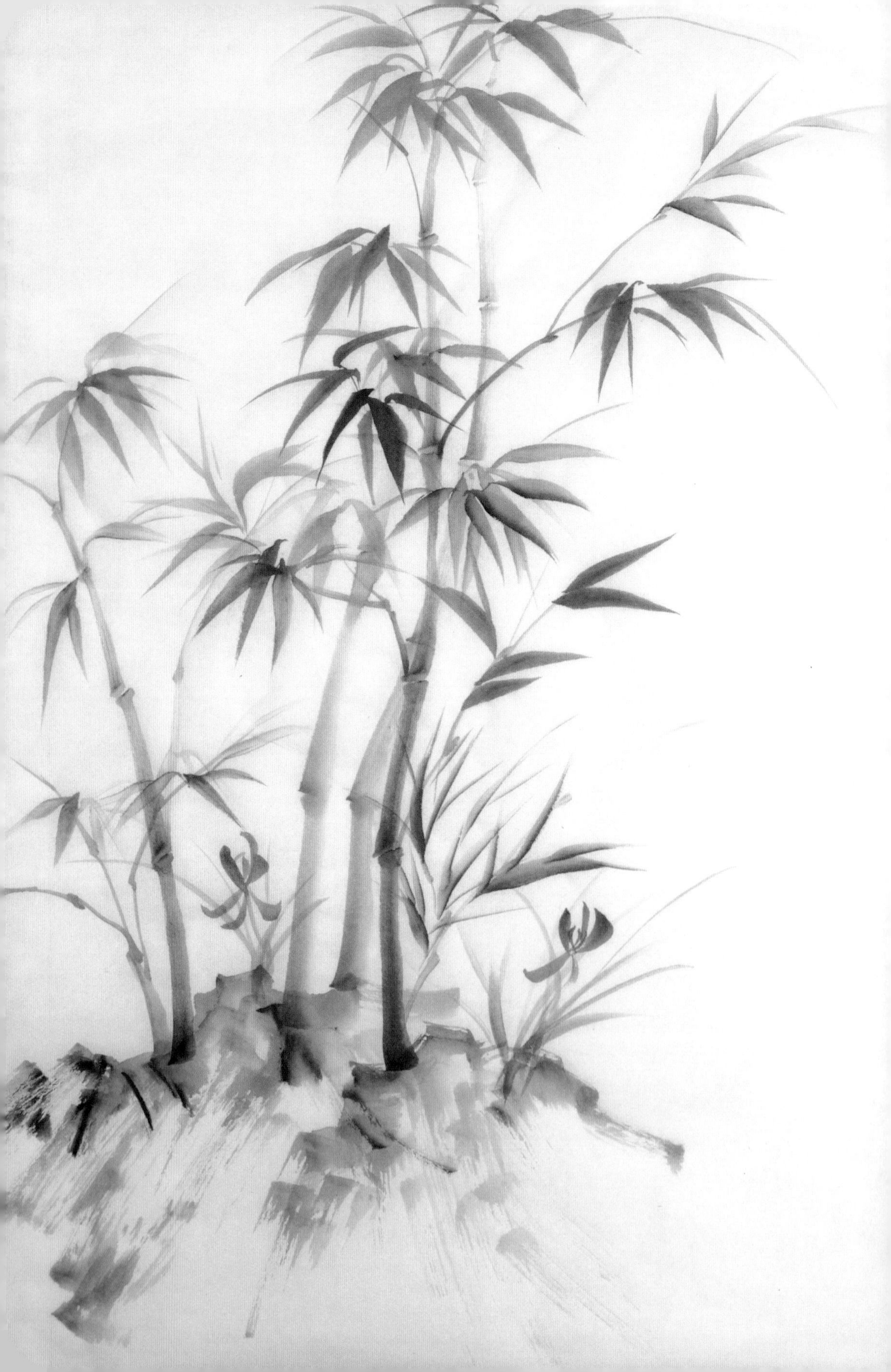

养生

“爆竹声中一岁除，春风送暖入屠苏。”春节喝屠苏酒的传统起源于汉代，相传是汉末名医华佗所创。屠苏酒是一种药酒，由大黄、白术、桂枝、防风、乌头等中药入酒浸制而成，具有益气温阳、祛风散邪的功效。唐代名医孙思邈深知屠苏酒的功效，每年腊月便做好药包送给乡邻，让他们以药泡酒，除夕饮用，以避除疫疬之邪。春节喝屠苏酒不仅寄寓着古人对新一年美好生活的向往，也反映了中华民族时令养生的绝妙智慧。

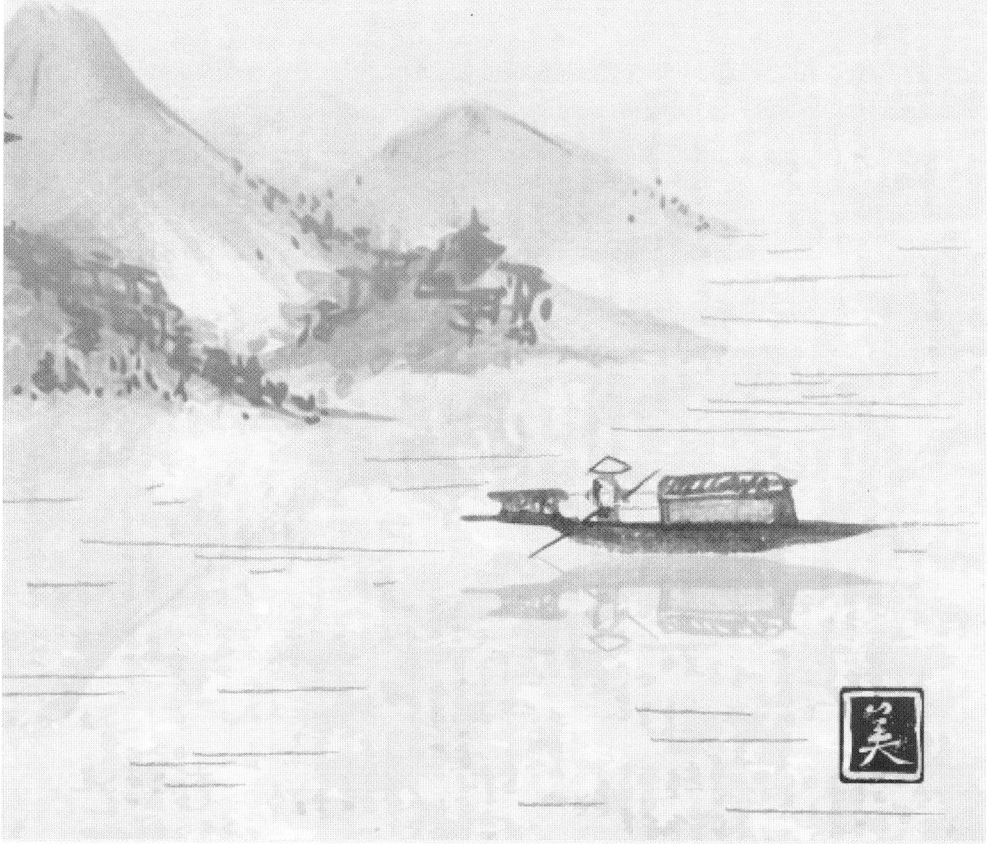

经典原文

〔1〕

春夏养阳，秋冬养阴。

——《素问·四气调神大论》

〔2〕

养性之道，常欲小劳，但莫大疲及强所不能堪（kān）耳。

——《备急千金要方》（唐·孙思邈）

〔3〕

智者之养生也，必顺四时而适寒暑，和喜怒而安居处，节阴阳而调刚柔，如是则僻（pì）邪不至，长生久视。

——《灵枢·本神》

知识解读

〔1〕春夏顺从万物生长之势蓄养阳气，秋冬顺从收藏之气蓄养阴气。告诉我们，要遵循四时变化规律，顺时养生，防御外邪的侵袭。如根据四季的变化合理穿衣、调配饮食、有规律地安排起居作息等。

〔2〕调养身体和性情的正确方式是适当劳动，当你感觉太过疲惫或过力强求，这个度就过了，会损害健康。

〔3〕懂得养生的人，会根据四季变化调摄寒温，重视心身保健对健康的影响，阴阳调和，刚柔并济，只有这样，才能健康长寿。

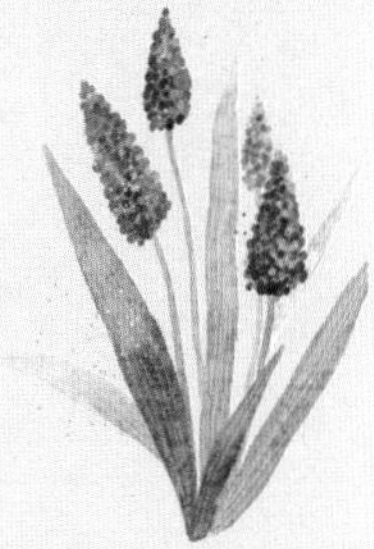

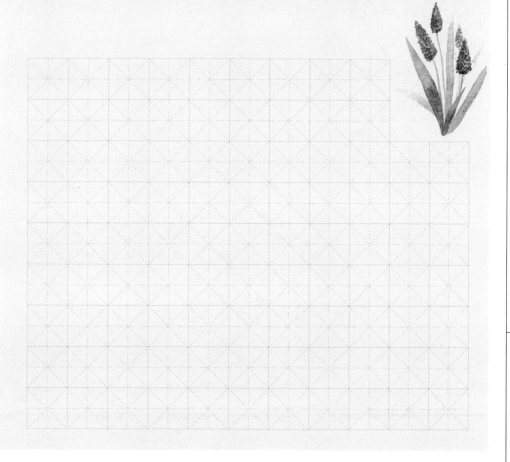

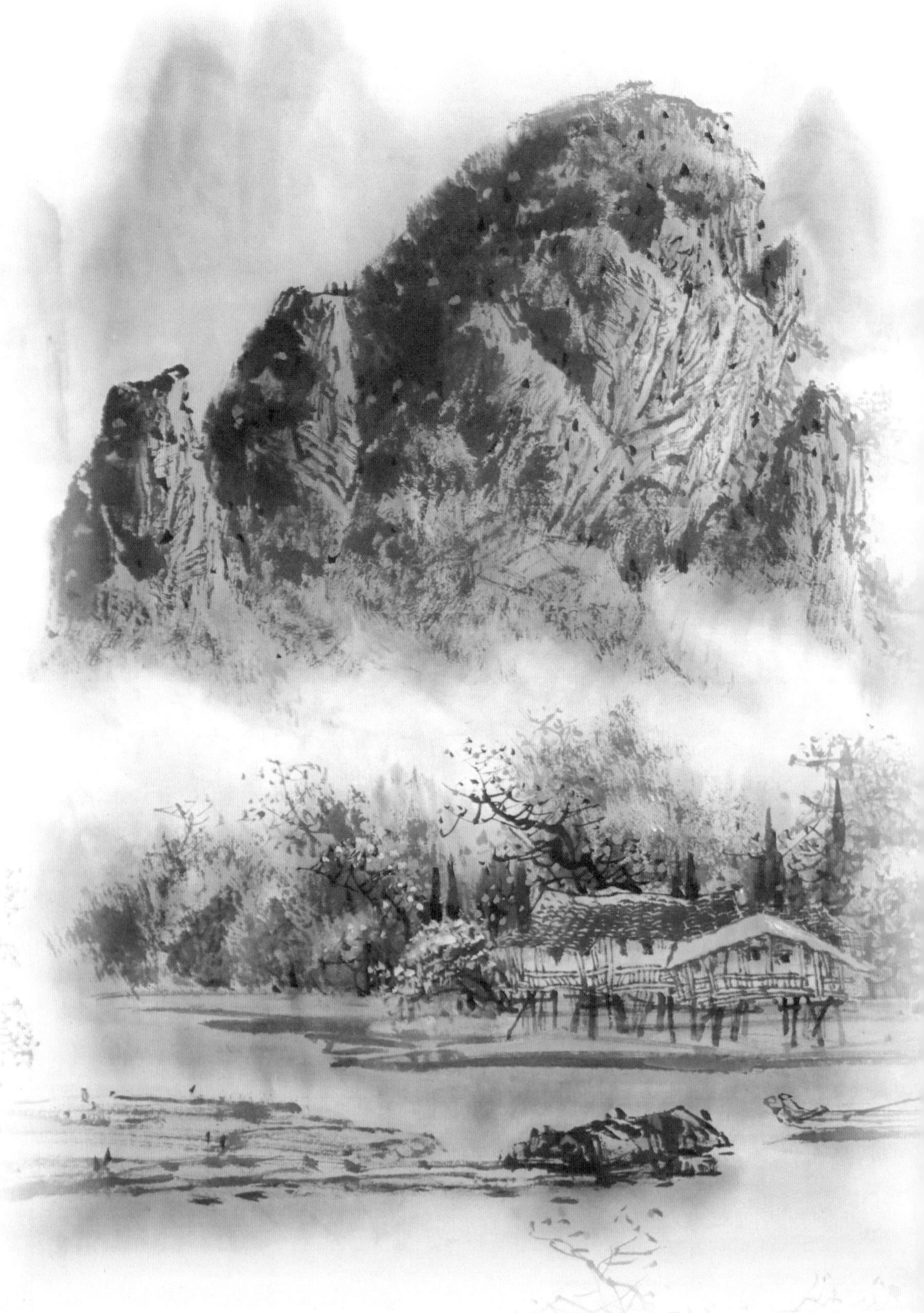

治未病

清代康熙皇帝，他的继位与一种烈性传染病有关。由于其父顺治皇帝死于天花，所以幼时出过天花、具有免疫力是当时成为继承者的条件之一。后来，康熙为了应对这种致死率极高的传染病，推广了一种疗法：种痘法（人痘术）。让没有得过天花的孩子穿上病人的衣服；或者用轻症者的痘痂调配“痘苗”，再以棉花蘸取，塞入被接种者的鼻孔，目的是引起轻微发病，激发人体免疫力，其思路与如今的疫苗类似。可见前人已将未病之时先行预防的健康理念融入当时的政治、生活之中。

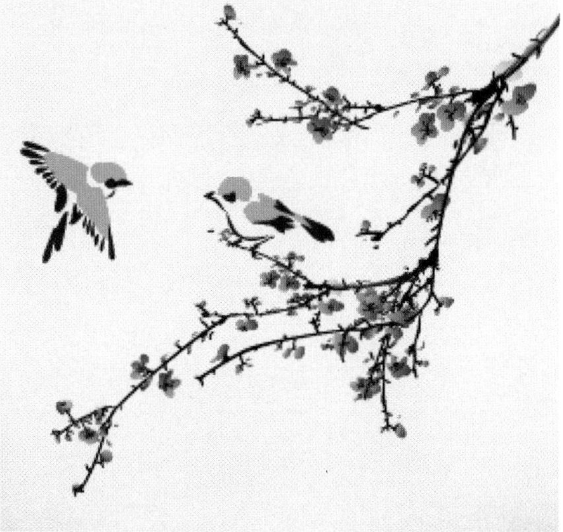

经典原文

〔1〕

圣人不治已病治未病，不治已乱治未乱。

——《素问·四气调神大论》

〔2〕

正气存内，邪不可干（gān）。

——《素问遗篇》（宋·刘温舒）

〔3〕

君子以思患而豫防之。

——《周易·既济》

〔4〕

吾有一术，名五禽之戏：一曰虎，二曰鹿，三曰熊，四曰猿，五曰鸟。亦以除疾，兼利蹄足，以当导引。

——《后汉书》（宋·范晔）

知识解读

〔1〕医者治病的最高境界，不是在生病之后才去治疗，而是在还没有生病的时候先行预防。

〔2〕体内正气充足，则抗病能力强，虽有外邪侵犯也不会致病。

〔3〕君子应当深谋远虑，凡事要做好预防措施，防患于未然。

〔4〕我（华佗）有个锻炼方法，叫“五禽戏”，包括虎、鹿、熊、猿、鸟五戏。习练五禽戏既可除病，也可强壮腿脚，还能用来导气引体，使全身汗出，心情愉悦，神清气爽，食欲大增。

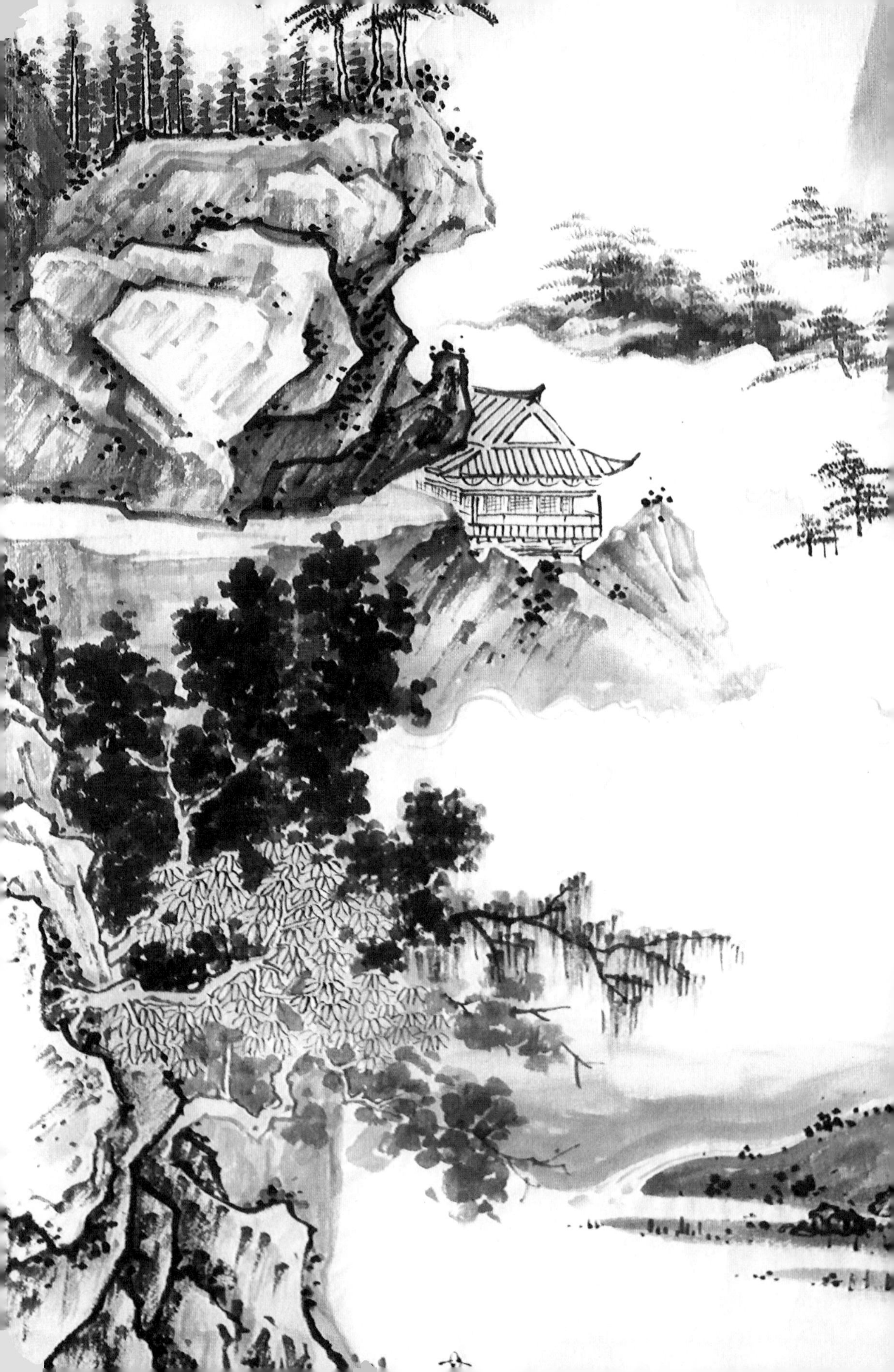

药食同源

相传，明太祖朱元璋小时候家里很穷，经常断粮，有一次他把仅剩的豆、粗粮、大枣一起煮粥充饥，没想到这粥的味道十分香甜。后来，朱元璋做了皇帝又想起这件事，便叫御厨将各种粮豆混合起来煮粥，并与大家分享。这一天正好是腊月初八，因此这种粥就被称作“腊八粥”。如今，人们仍沿袭着这一传统，每到腊月初八，将大米、豆类、莲子、大枣、杏仁、百合、桂圆等一起熬制成既美味又益气生津、养护脾胃的甜粥，不仅暖胃祛寒，还有助于平衡膳食，不但应了冬季食疗养生的传统，也图个五谷丰登的好兆头。

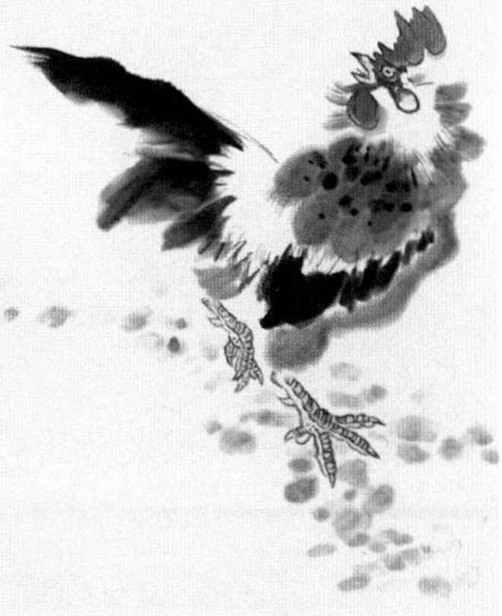

经典原文

〔1〕

神农尝百草之滋味，水泉之甘苦，令民知所避（bì）就。当此之时，一日而遇七十毒。

——《淮南子·修务训》（西汉·刘安）

〔2〕

五谷为养，五果为助，五畜为益，五菜为充。气味合而服之，以补精益气。

——《素问·脏气法时论》

知识解读

药物与食物来源相同。中药绝大部分来源于植物、动物；而人类的食物同样也来源于自然界的动植物。那些既有治疗作用又可食用的中药，称为药食两用中药，又称“药食同源”。针对疾病选择合适的食物，不仅比吃药安全，有时还可达到比药物更好的治疗效果。

〔1〕神农氏为了给百姓医治病，尝遍了各种植物和水，识别了大量有毒之品。在神农时代，药物与食物没有区分，无毒的就可以进食，有毒的就要让百姓认识它，远离它。

〔2〕智慧的古人早已认识到以谷类为主食、以肉类为副食、以蔬菜来充实、以水果为辅助的饮食搭配原则，这正是古人所说的“谨和五味”。调配得当，则饮食均衡，营养充足，有利于身体健康。

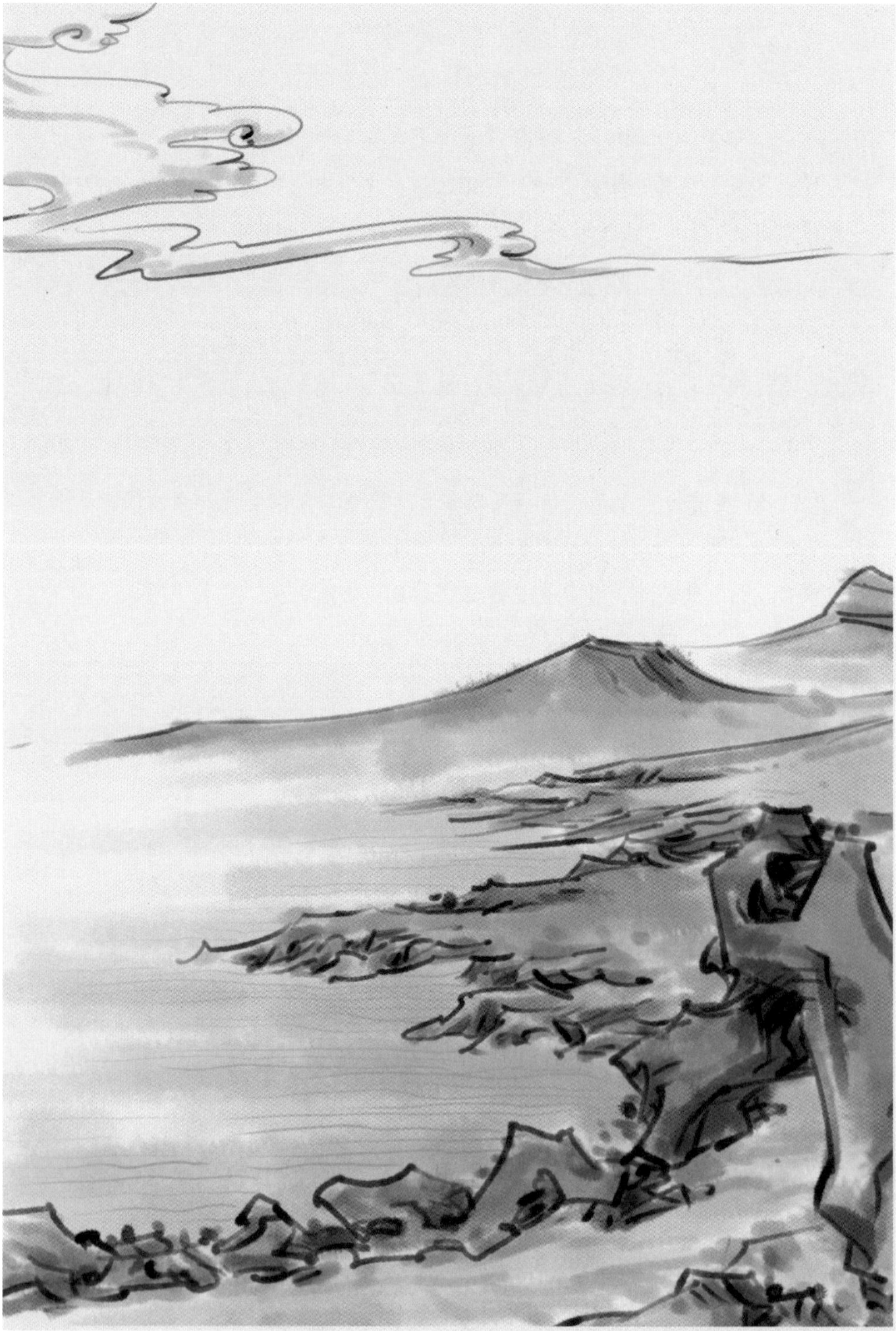

附录

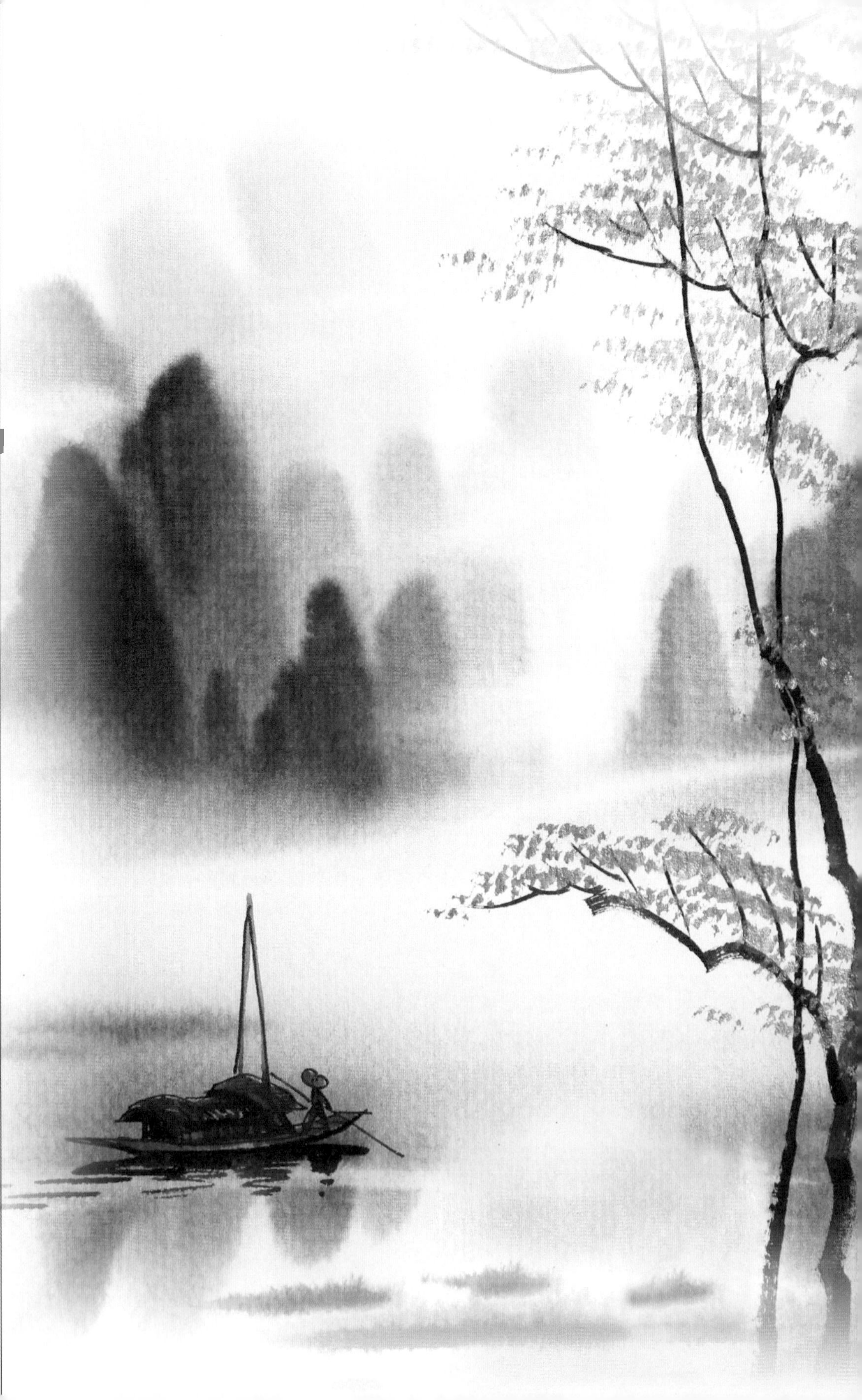

医典拾珍

几千年来，历代中医医家通过临床实践凝练而成的哲思智慧和理艺技法，著就了浩若烟海的中医典籍。其中历久弥新的中医经典名句蕴藏和传承了中医千年智慧。正是历代医家的不断实践、验证和阐发，成就了一门根深叶茂、硕果累累的民族原创医学。直至今天，这些典籍所蕴含的健康理念仍能指导临床、引领科学、启发智慧。

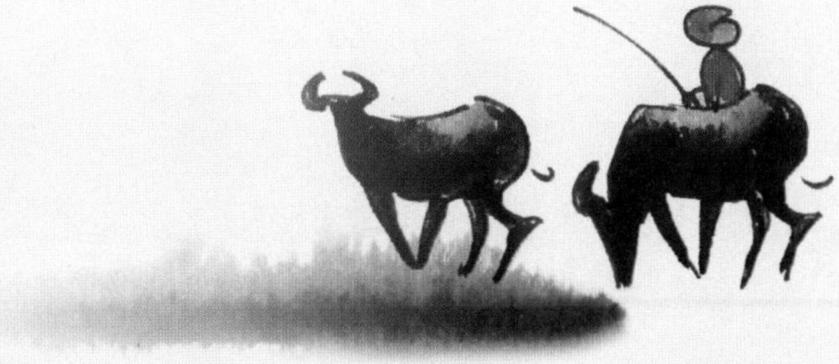

《黄帝内经》

《黄帝内经》是现存医学文献中最早的一部，距今已有2000多年，首见于《汉书·艺文志》。关于《黄帝内经》的作者及成书年代，历代学者有着不同的认识。相传轩辕黄帝与中医学鼻祖岐伯，常常在一起讨论医学问题，其中的很多内容都被记录在《黄帝内经》一书中。后世出于对黄帝和岐伯的尊敬，将中医称为“岐黄之术”。

《黄帝内经》由《素问》《灵枢》两部分组成，除记载了中医学用于实践的阴阳、藏象、养生、四诊、辨证、病因、病机、经络、针灸、治则、治法等内容外，还深刻探讨天人关系、形神关系等重大命题，阐明中医学对生命的认识及养生原则和方法，并广泛地将医学与天文、地理、哲学、物候、政治等紧密联系在一起，不但为架构中医理论奠定了基础，也是中医学发展的基石。《黄帝内经》所蕴藏的生命智慧，至今仍值得我们大力挖掘和弘扬。

《黄帝八十一难经》

《黄帝八十一难经》简称《难经》或《八十一难》。其作者与成书年代迄今尚无定论。一说为春秋时期扁鹊所作；另有学者认为，《难经》成书于西汉末期至东汉之间。《难经》以问答形式对《黄帝内经》的精要进行了阐释，讨论了81个“理趣深远”的医学问题，故称“八十一难”。主要内容包括脉诊、脏腑、经络、腧穴、针刺及部分疾病。《难经》在中医基本理论和临床方面丰富了中医学的内容。

《神农本草经》

《神农本草经》托名神农所作，成书于汉代，是已知最早的中药学专著。该书集秦汉时期众多医家搜集、整理、总结药物学经验成果的精华，记载药物365种，创造性地进行了中药的药物分类和功效记载，根据养生、治病和药物毒性分为上、中、下三品，其规定的大部分中药学理论和配伍规则，在几千年的用药实践中发挥了巨大作用，是中医药药物学理论发展的源头，奠定了中医学天然用药取向的思想基础，也是中医学取法自然智慧的体现。

《伤寒杂病论》

《伤寒杂病论》为东汉张仲景所著，后整理为《伤寒论》与《金匮要略》两部，是我国第一部理法方药完备、基本理论与临床实践密切结合的临床著作，奠定了中医临床医学的基础。其所创立的辨证论治理论体系，既适用于外感热病，也适用于内伤杂病。书中记载了大量有效方剂，提出了严谨的方剂组成原则，创制了多种剂型，成为历代医家辨证论治、遣方用药的活水源头，被后世尊为“医方之祖”，对中医临床的发展具有深远影响。

《肘后备急方》

《肘后备急方》为东晋医家葛洪所著，堪称我国第一部“临床实用手册”，书中记载了多种疾病，尤其对急性传染性疾病记述详尽。针对传染病的致病原因，葛洪提出了“疠气”的观点，这种认识即便在医学发达的今天也是十分科学的。书中对于恙虫病、疥虫病之类寄生虫病的描述，是世界医学史上出现时间最早的。著名中药学家、诺贝尔生理学或医学奖获得者屠呦呦研制的抗疟药物青蒿素，正是受《肘后备急方》中“青蒿一握，以水二升渍，绞取汁，尽服之”的启发创制而成。

《针灸甲乙经》

《针灸甲乙经》由晋代医家皇甫谧所著，为中医学第一部针灸学专著。全书系统阐述了藏象、经络、腧穴、标本、九针、刺法、诊法、病证、治法等内容，还对针灸针的形状、针灸禁忌、针灸临床应用与操作方法等做了详尽的论述，并进行了系统总结。

《备急千金要方》与《千金翼方》

《备急千金要方》与《千金翼方》为唐代医家孙思邈所著，是集大成之作。《备急千金要方》为中医学第一部医学百科全书。两书关于脏腑之论、针灸之法、脉证之辨、食治之宜、养生之术、备急之方、病证诊治等内容，代表了盛唐时期的医学发展水平；提出“大医精诚”为医学道德准则和追求的境界，开创了中国医学伦理学之先河。

《小儿药证直诀》

宋代儿科名医钱乙所著《小儿药证直诀》是当时论述小儿专科专病的代表著作，其中很多代表方已不限于小儿疾病而广泛应用于临床各科，如我们常听到的中成药六味地黄丸即为钱乙所创的代表方。

《本草纲目》

闻名世界的药物学巨著《本草纲目》为明代著名医药学家李时珍编著。他以毕生精力，亲历实践，广收博采，载药1892种，其中载新药374种，收集药方11096个；他还在《本草纲目》一书中对前人用药时的一些错漏进行了订正，以免以讹传讹，贻误病情。该书使用的植物分类方法，比西方植物分类著作早二百余年。英国生物学家达尔文称《本草纲目》为“古代中国百科全书”。

清代以后著作

清代以后，出现了大量针对温热类疾病的典籍，如《温病条辨》《温热论》《温热经纬》等。清代医家王清任撰写的《医林改错》对于解剖学的探索，在中国近代医学史上具有重要意义。此后，民国时期出现了《医学衷中参西录》等尝试探索中西医结合的代表医著，为后世中西医结合的发展奠定了思想基础。

2011 年，《黄帝内经》与《本草纲目》两部中医经典著作被正式列入《世界记忆名录》。这些流传在时光长河里的代表医著，仅是浩如烟海的中医典籍的缩影。古往今来，中医先贤们穷经皓首、呕心沥血，留下了泽被后世的宝贵医学财富，激励着后代孜孜探索，砥砺前行。

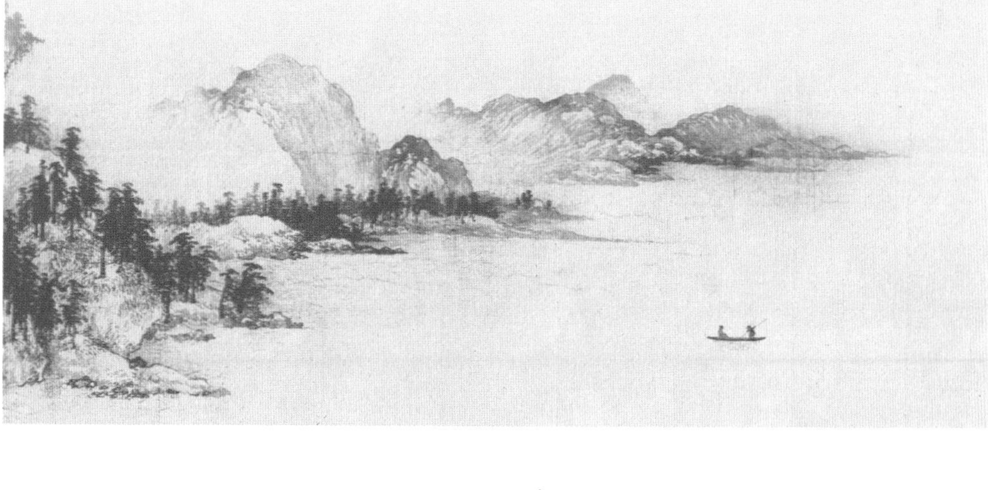